Atlas de Anatomia

Dentes Decíduos

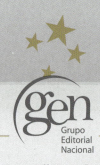

O GEN | Grupo Editorial Nacional reúne as editoras Guanabara Koogan, Forense, LTC, Santos, Método, LAB e Forense Universitária, que publicam nas áreas científica, técnica e profissional.

Essas empresas, respeitadas no mercado editorial, construíram catálogos inigualáveis, com obras que têm sido decisivas na formação acadêmica e no aperfeiçoamento de várias gerações de profissionais e de estudantes de Administração, Direito, Enfermagem, Engenharia, Fisioterapia, Medicina, Odontologia e muitas outras ciências, tendo se tornado sinônimo de seriedade e respeito.

Nossa missão é prover o melhor conteúdo científico e distribuí-lo de maneira flexível e conveniente, a preços justos, gerando benefícios e servindo a autores, docentes, livreiros, funcionários, colaboradores e acionistas.

Nosso comportamento ético incondicional e nossa responsabilidade social e ambiental são reforçados pela natureza educacional de nossa atividade, sem comprometer o crescimento contínuo e a rentabilidade do grupo.

Glauco Fioranelli Vieira
Carlos Martins Agra
José Carlos Pettorossi Imparato
Yuri Arakaki
Taciana Marco Ferraz Caneppele

Atlas de Anatomia

Dentes Decíduos

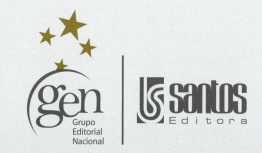

Título: Atlas de Anatomia – Dentes Decíduos

Autores: Glauco Fioranelli Vieira
Carlos Martins Agra
José Carlos Pettorossi Imparato
Yuri Arakaki
Taciana Marco Ferraz Caneppele

Revisão de Texto: Renata Ayumi Aoto

Diagramação e Capa: Gilberto Rodrigues Salomão

© **Livraria Santos Editora Ltda., 2011**

Todos os direitos reservados à Livraria Santos Editora Ltda. Nenhuma parte deste livro pode ser reproduzida sem a permissão expressa do Editor.

CIP-BRASIL. CATALOGAÇÃO-NA-FONTE
SINDICATO NACIONAL DOS EDITORES DE LIVROS, RJ

A891

Atlas de Anatomia: dentes decíduos / Glauco Fioranelli Vieira... [et al.]. - São Paulo: Santos, 2011.
100p. : il.

Inclui bibliografia
ISBN 978-85-7288-867-7

1. Dentes decíduos - Anatomia. 2. Anatomia - Atlas. I. Vieira, Glauco Fioranelli. II. Título: Dentes decíduos

10-5319. CDD: 611.314
CDU: 611.314

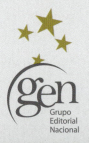
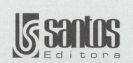

Rua Dona Brígida, 701 | Vila Mariana
Tel.: 11 5080-0770 | Fax: 11 5080-0789
04111-081 | São Paulo | SP
www.grupogen.com.br

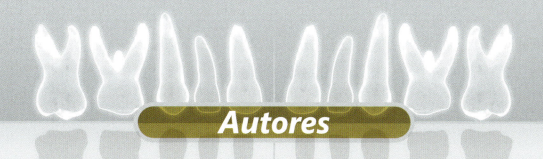

Autores

Glauco Fioranelli Vieira
Professor-associado pelo Departamento de Dentística da FOUSP

Carlos Martins Agra
Mestre e Doutor pela FOUSP
Professor de Especialização da EAP-APCD Central

José Carlos Pettorossi Imparato
Professor-associado do Departamento de Ortodondia e Odontopediatria FOUSP
Coordenador Técnico do Banco de Dentes Humanos da FOUSP
Professor Titular de Odontopediatria da UNICASTELO

Yuri Arakaki
Mestre e Doutoranda pelo programa de Pós-graduação da FOUSP

Taciana Marco Ferraz Caneppele
Especialista em Dentística pela APCD Central
Mestre em Dentística pela Faculdade de Odontologia de São José dos Campos – UNESP
Doutoranda em Dentística pela Faculdade de Odontologia de São José dos Campos – UNESP

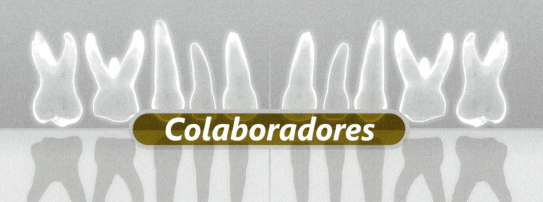

Colaboradores

Susana Morimoto
Mestre e Doutora pela FOUSP

Denise Moral Nakamura
Técnica em Prótese Dentária pelo SENAC, Tiradentes
Graduanda e Monitora de Escultura Dental

Simone Gonçalves Moretto
Mestre e Doutoranda em Dentística do programa de Pós-Graduação da FOUSP

Carolina de Carvalho
Graduanda da FOUSP e Coordenadora Acadêmica do Banco de Dentes Humanos – FOUSP

Débora Paes Macedo
Graduanda da FOUSP e Coordenadora Acadêmica do Banco de Dentes Humanos – FOUSP

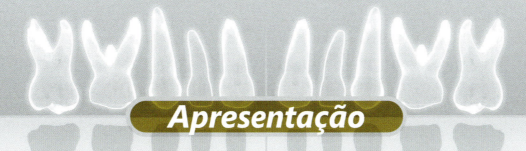

Apresentação

É com imenso prazer que recebi o convite para apresentar este livro. Parar e dedicar momentos para pensar e escrever sobre um assunto, imediatamente nos obriga a ler, pois ler e escrever são palavras irmãs, "caminhando" unidas por inúmeras linhas. Assim, para escrever estas palavras pensei na trajetória que me liga a este tema: "Anatomia dos dentes decíduos". Praticamente iniciei minha jornada acadêmica com a Especialização em Odontopediatria na Unicastelo e escolhi como tema da monografia: "Anatomia dos dentes decíduos". Na época escrevi, com muita dificuldade sobre o tema, pois na busca pela literatura não encontrei nada específico. Lembro-me que devido à dificuldade criei um macromodelo de dentes decíduos que era acompanhado por um simples manual de anatomia.

Estudar anatomia dos dentes humanos, especificamente decíduos, sempre me fascinou. Lembro que comecei a organizar o que seria o primeiro Banco de Dentes Humanos no Brasil e, possivelmente no mundo, nessa época. Foi um verdadeiro embrião!

A lacuna existente na literatura sobre este tema está neste momento ocupada pela brilhante idéia do Professor Doutor Glauco Vieira, querido amigo, que com uma genialidade de escritor e organizador conseguiu mais uma vez alcançar o sucesso, mesmo antes da impressão, pois reforço que é o primeiro livro no Brasil sobre os dentes decíduos.

Muitas vezes, nos especificamos demais, e esquecemos de pequenos detalhes. Será que nossa formação acadêmica contempla o aprendizado dos dentes decíduos? Será que o clínico geral que atende crianças e o odontopediatra conhece realmente a anatomia dos dentes decíduos?

Sobre essas perguntas podemos escrever e supor, em linhas gerais, que determinadas características anatômicas estão esquecidas. Quer fazer um teste? Não vai te causar constrangimento! Pense: Quais as cúspides que são unidas pela ponta de esmalte no primeiro molar decíduo? Essa resposta não é tão fácil, mas para o leitor desta obra, com certeza será!

Parabéns Glauco e equipe.

Um grande abraço.
Prof. Dr. José Carlos P. Imparato

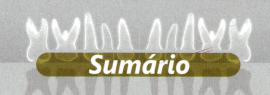

Sumário

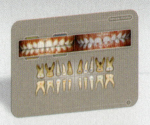 Dentição Decídua — 1

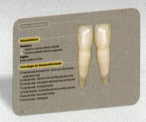 Incisivo Central Inferior — 22

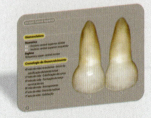 Incisivo Central Superior — 2

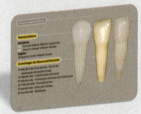 Incisivo Lateral Inferior — 26

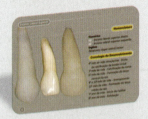 Incisivo Lateral Superior — 6

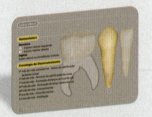 Canino Inferior — 30

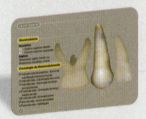 Canino Superior — 10

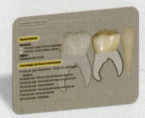 Primeiro Molar Inferior — 34

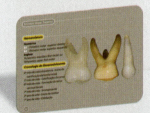 Primeiro Molar Superior — 14

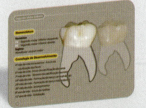 Segundo Molar Inferior — 38

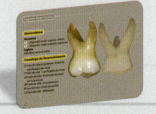 Segundo Molar Superior — 18

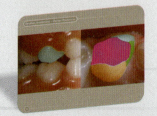 Detalhes Anatômicos – Dentes Posteriores — 42

VIII

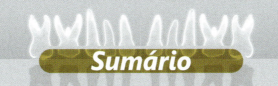

Sumário

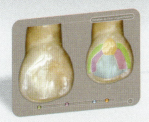
Detalhes da Face Lingual/Palatina — 45

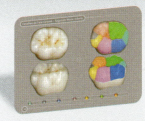
Detalhes da Face Oclusal – Segundo Molar Inferior — 56

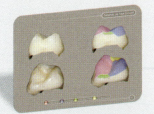
Detalhes da Face Oclusal — 47

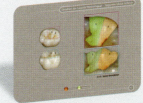
Detalhes da Cúspide Mesiolingual – Segundo Molar Inferior — 57

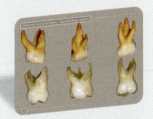
Diferentes Formas de Raízes – Segundo Molar Superior — 52

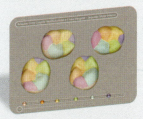
Relações entre Cúspide Vestibulodistal e Crista Marginal – Segundo Molar Inferior — 58

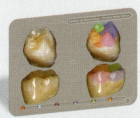
Detalhes da Face Oclusal – Primeiro Molar Inferior — 53

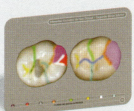
Diferentes Formatos da Face Oclusal – Segundo Molar Inferior — 59

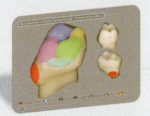
Bossa Vestibular e Detalhes da Face Oclusal – Primeiro Molar Inferior — 54

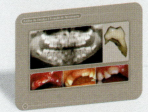
Rizólise do Decíduo e Erupção do Permanente — 60

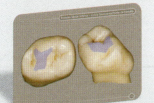
Primeiro Molar Inferior – Crista Transversa/Ponte de Esmalte — 55

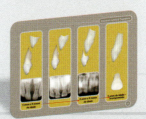
Incisivo Central Superior — 61

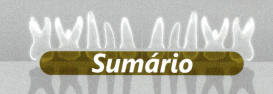

Sumário

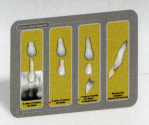 Incisivo Lateral Superior **62**

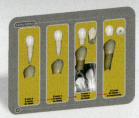 Canino Inferior **68**

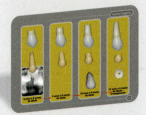 Canino Superior **63**

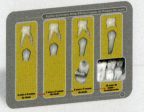 Rizólise do Primeiro Molar Inferior, Erupção do Primeiro Pré-molar **69**

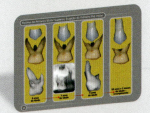 Rizólise do Primeiro Molar Superior, Erupção do Primeiro Pré-molar **64**

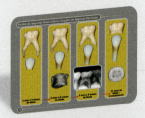 Rizólise do Segundo Molar Inferior, Erupção do Segundo Pré-molar **70**

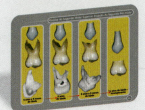 Rizólise do Segundo Molar Superior, Erupção do Segundo Pré-molar **65**

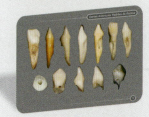 Dentes Anteriores: Padrões de Rizólise **71**

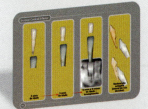 Incisivo Central Inferior **66**

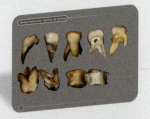 Dentes Posteriores: Padrões de Rizólise **72**

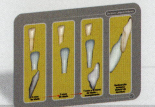 Incisivo lateral Inferior **67**

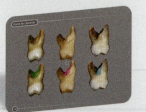 Ponte de Cemento **74**

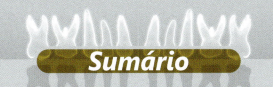

Sumário

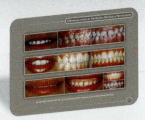

Diferenças entre Dentições Decíduas e Permanente 75

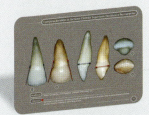

Comparação entre os Incisivos Centrais Superiores Decíduos e Permanentes 77

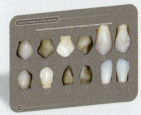

Caninos Decíduos e Permanentes 78

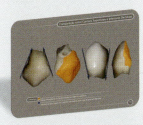

Comparação entre Caninos Superiores e Inferiores Decíduos 79

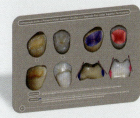

Comparação entre o Primeiro Molar Superior Decíduo e o Segundo Pré-molar Superior Permanente 80

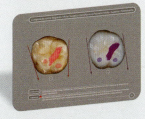

Comparação entre o Segundo Molar Superior Decíduo e o Primeiro Molar Superior Permanente 81

Comparação entre os Incisivos Centrais Inferiores Decíduo e Permanente 82

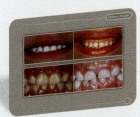

Sorriso e Oclusão 83

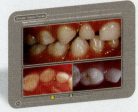

Oclusão: Espaço Primata 84

Oclusão: Relação entre os Dentes 85

Oclusão de Angle 86

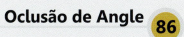

Oclusão: Curvas 88

XI

Sumário

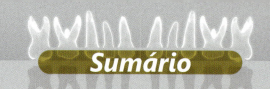

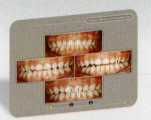
Oclusão: Movimentos Mandibulares 89

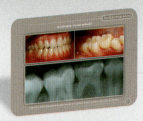
Dentição Mista Adulta 93

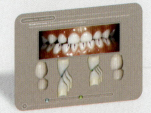
Contatos de Lateralidade 90

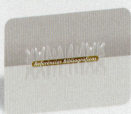
Referências Bibliográficas 94

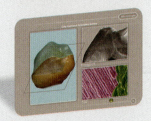
Microscopia 91

Dentição Decídua

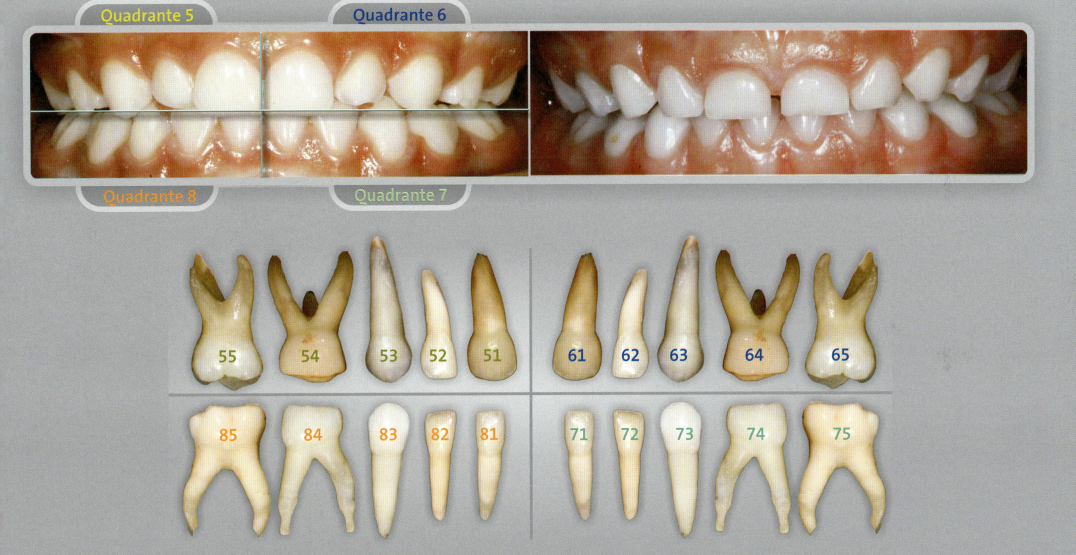

Incisivo Central Superior

Nomenclatura

Numérica
51 - Incisivo central superior direito
61 - Incisivo central superior esquerdo
Inglesa
Temporary upper central incisor

Cronologia do Desenvolvimento

4º mês de vida intrauterina - Início da calcificação da borda incisal
1º mês de vida - Calcificação da coroa
6º mês de vida - Formação do terço cervical da raiz
9º mês de vida - Irrompimento
4º ano de vida - Início da rizólise
7º ano de vida - Esfoliação

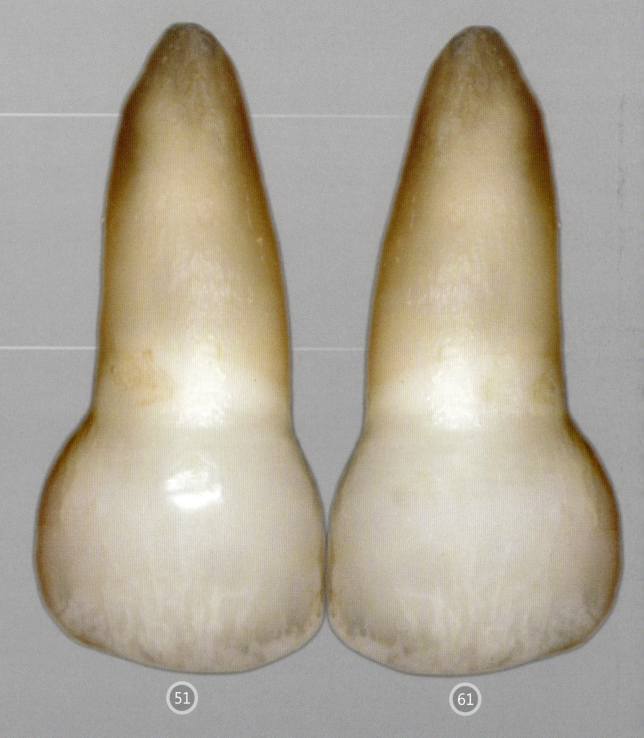

Incisivo Central Superior

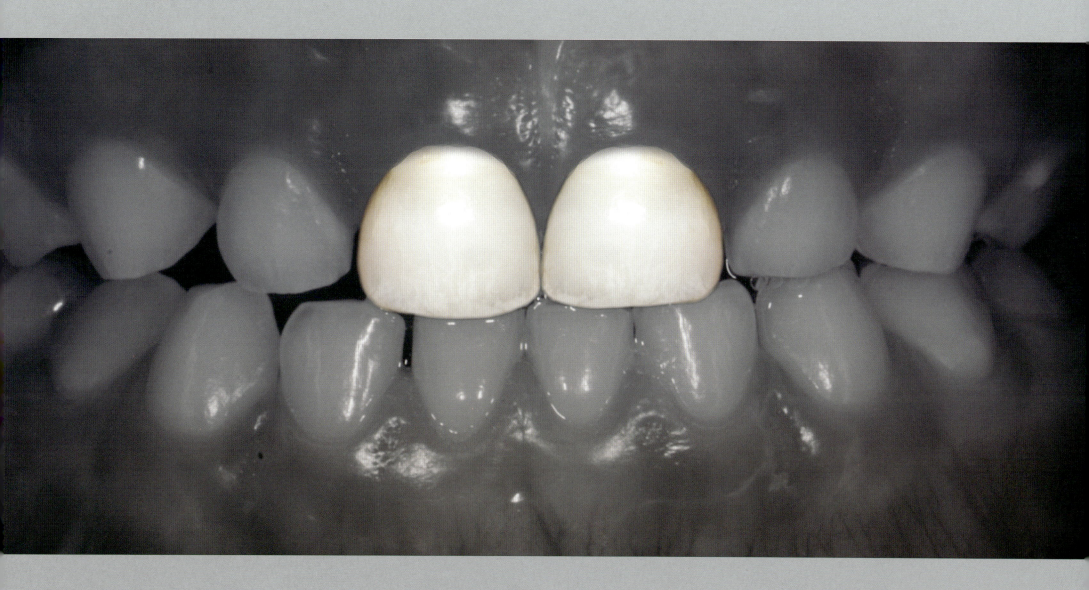

Incisivo Central Superior

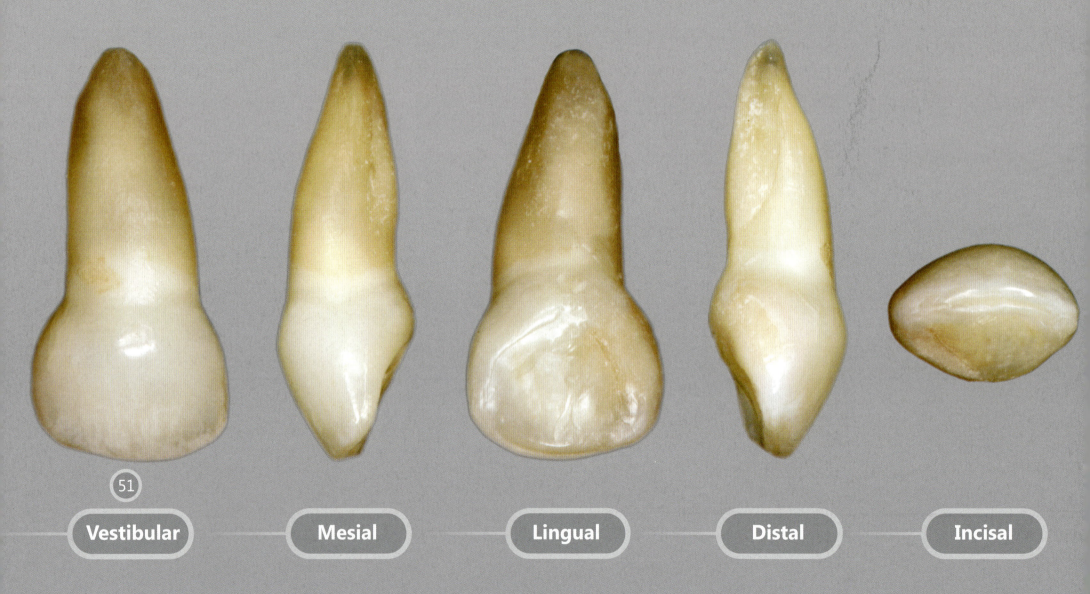

Vestibular — Mesial — Lingual — Distal — Incisal

Incisivo Central Superior

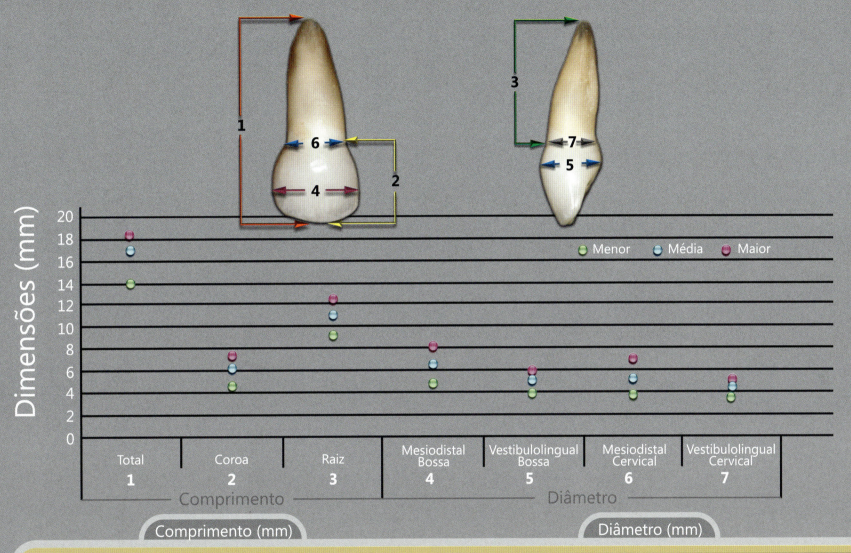

Comprimento (mm)

	Total	Coroa	Raiz
Menor	13,7	4,56	9,17
Média	16,81	6,26	10,97
Maior	18,27	7,27	12,3

Diâmetro (mm)

	MD Bossa	VL Bossa	MD Cervical	VL Cervical
Menor	4,72	4,0	3,47	3,6
Média	6,47	5,11	5,24	4,37
Maior	8,08	5,85	6,97	5,0

Incisivo Lateral Superior

Nomenclatura

Numérica
52 - Incisivo lateral superior direito
62 - Incisivo lateral superior esquerdo
Inglesa
Temporary Upper lateral incisor

Cronologia do Desenvolvimento

4º mês de vida intrauterina - Início da calcificação da borda incisal

1º mês de vida - Calcificação da coroa

6º mês de vida - Formação do terço cervical da raiz

9º e 10º mês de vida - Irrompimento

12º mês de vida - Formação do terço médio da raiz

5º ano de vida - Início da rizólise

8º ano de vida - Esfoliação

Incisivo Lateral Superior

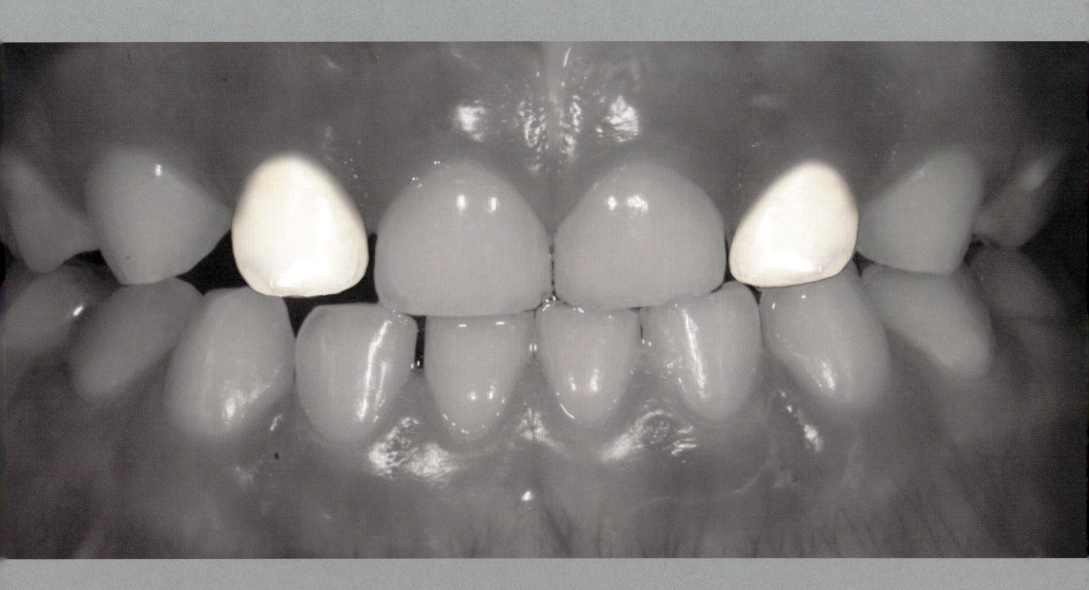

7

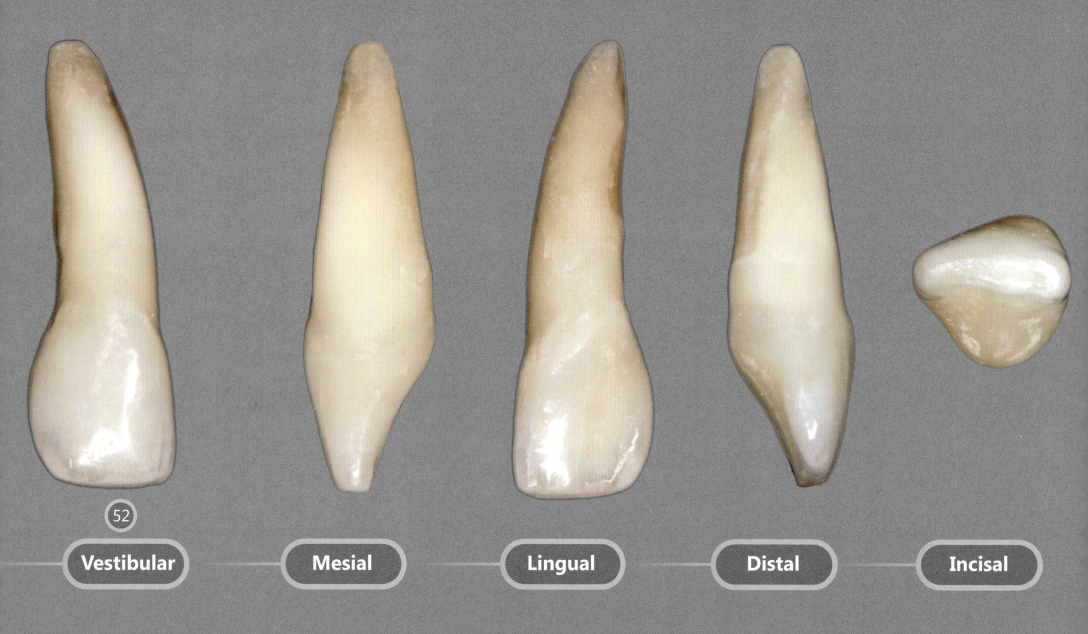

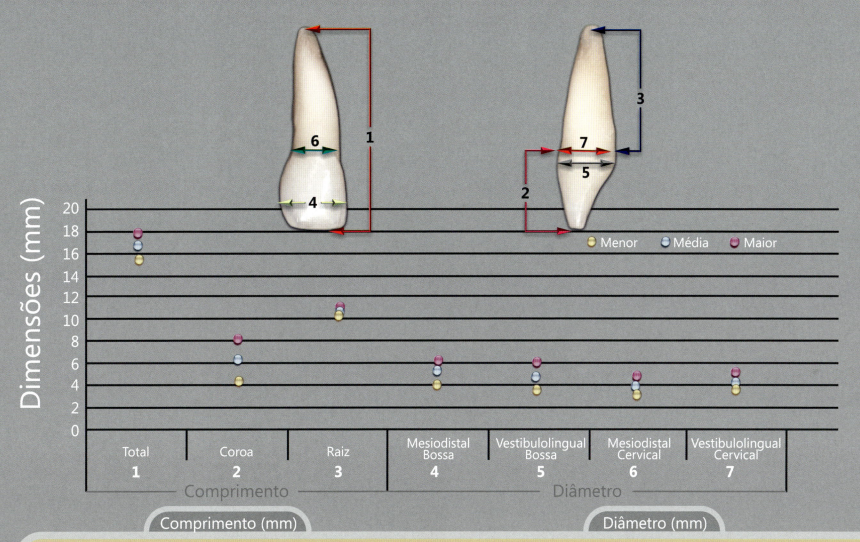

Canino Superior

Nomenclatura

Numérica
53 - Canino superior direito
63 - Canino superior esquerdo

Inglesa
Temporary upper canine ou *Temporary maxillary canine*

Cronologia do Desenvolvimento

4º mês de vida intrauterina - Início da calcificação da borda incisal
2º mês de vida - Calcificação da coroa
7º mês de vida - Formação do terço cervical da raiz
14º mês de vida - Formação do terço médio da raiz
18º mês de vida - Irrompimento
9º ano de vida - Início da rizólise
12º ano de vida - Esfoliação

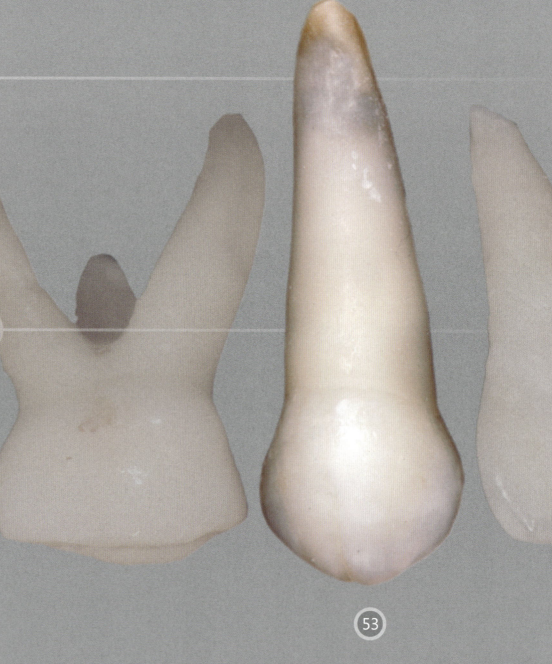

Canino Superior

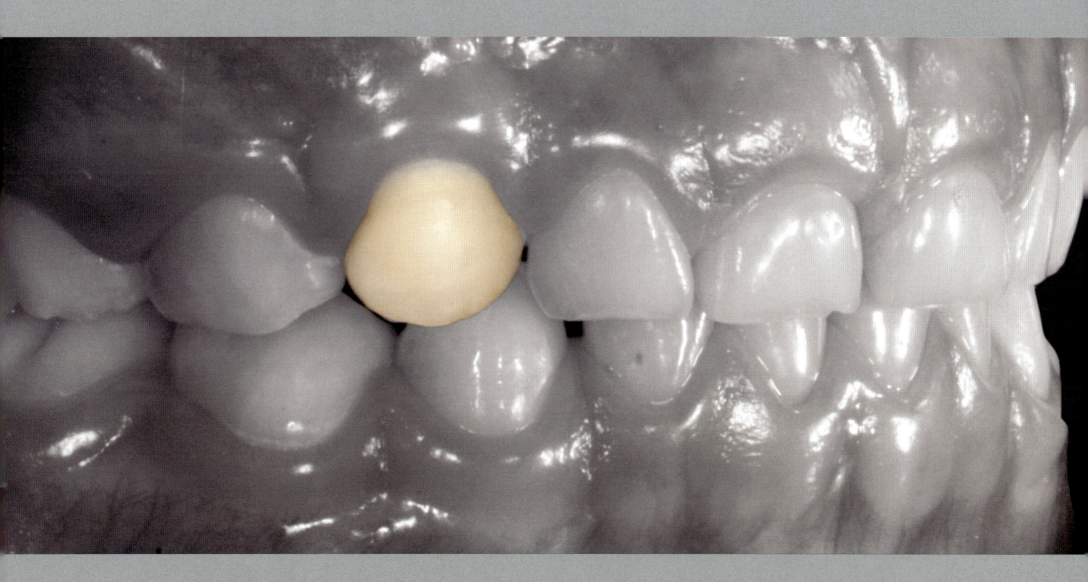

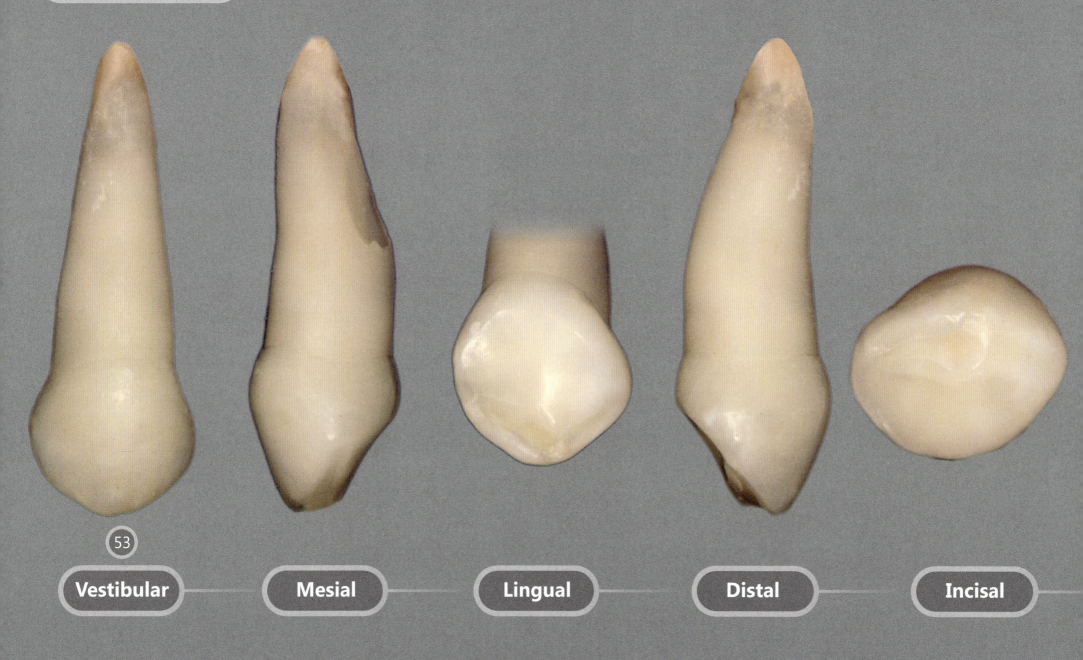

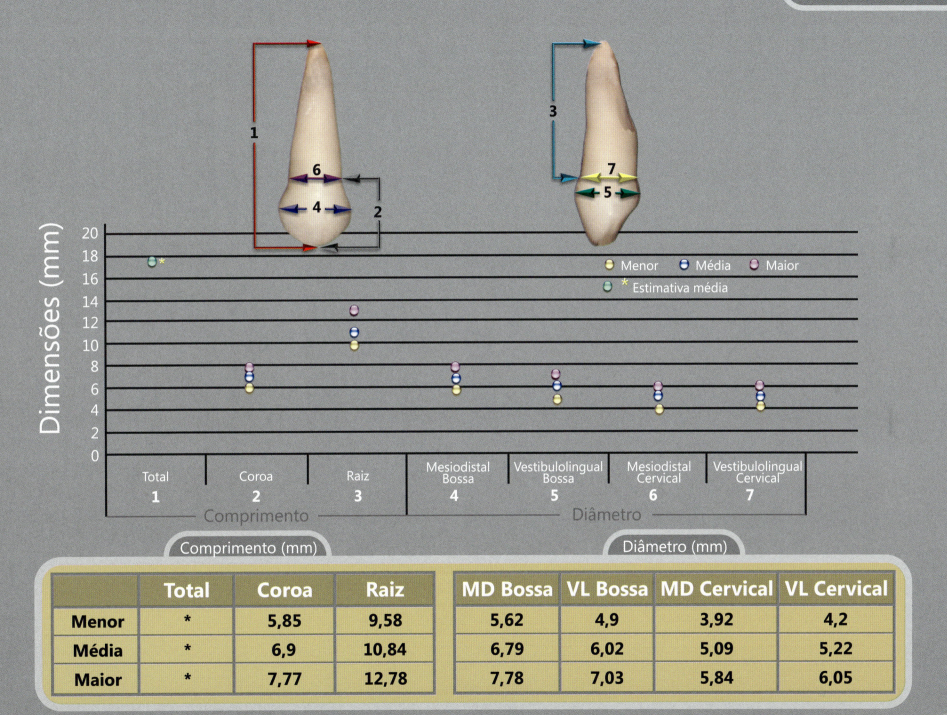

Primeiro Molar Superior

Nomenclatura

Numérica
54 - Primeiro molar superior direito
64 - Primeiro molar superior esquerdo

Inglesa
Temporary maxillary first molar ou *Temporary upper first molar*

Cronologia do Desenvolvimento

4º mês de vida intrauterina - Início da calcificação da borda incisal
1º mês de vida - Calcificação da coroa
6º mês de vida - Formação do terço cervical da raiz
7º mês de vida - Irrompimento
2º ano de vida - Início da rizólise
7º ano de vida - Esfoliação

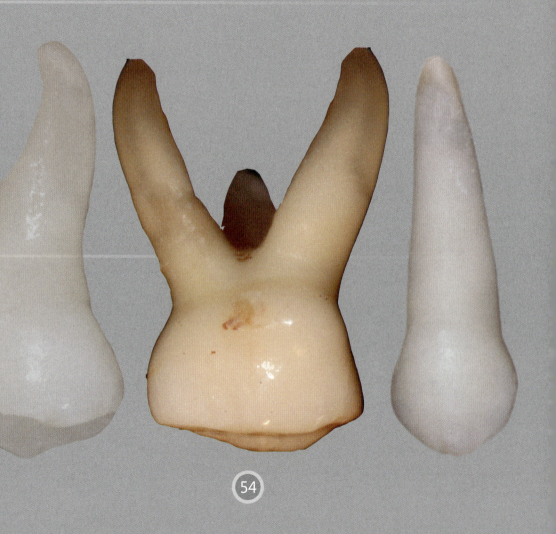

Primeiro Molar Superior

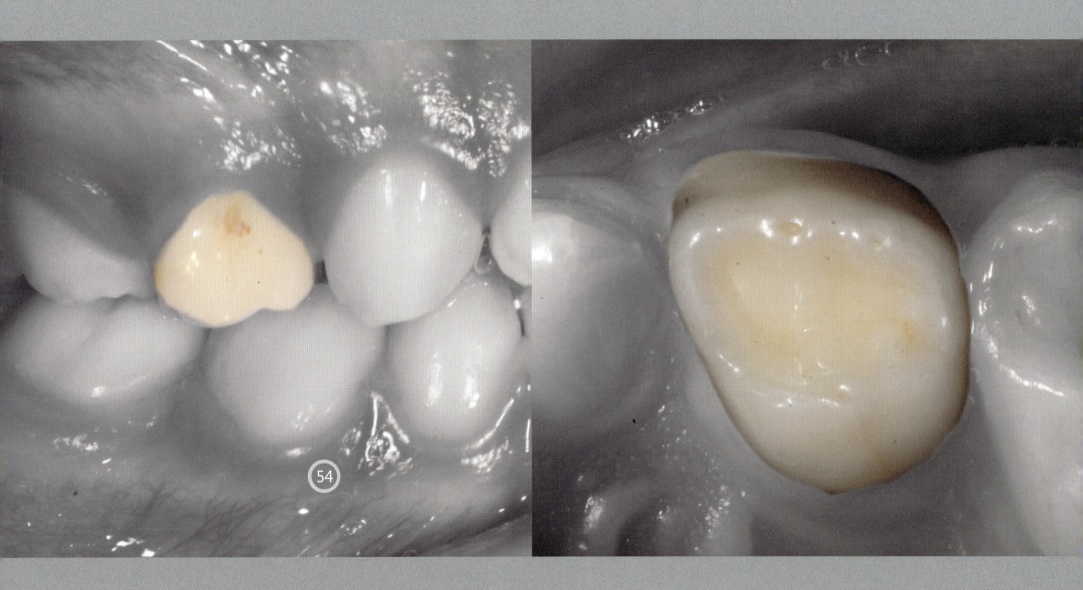

Primeiro Molar Superior

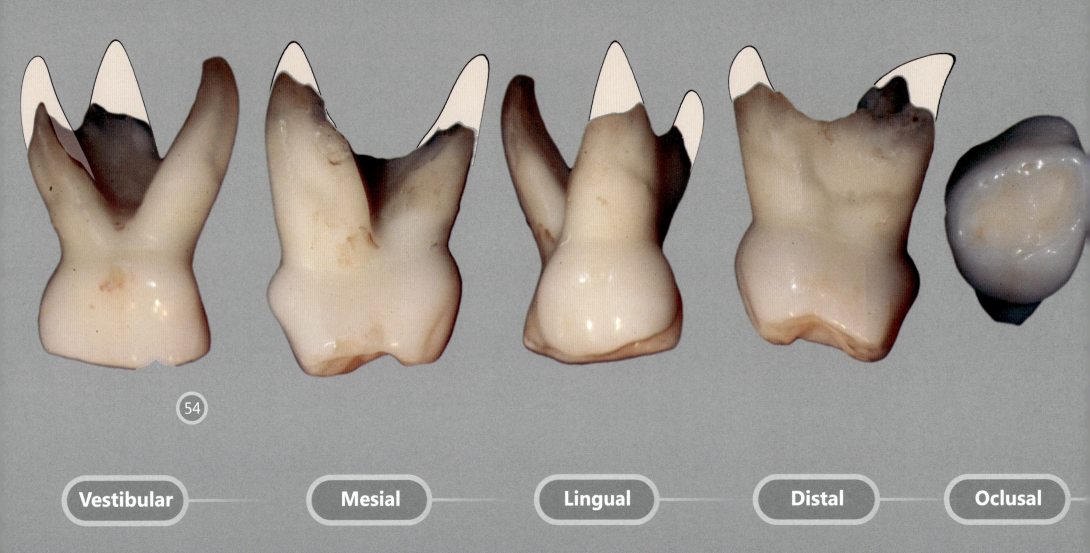

Vestibular   Mesial   Lingual   Distal   Oclusal

Primeiro Molar Superior

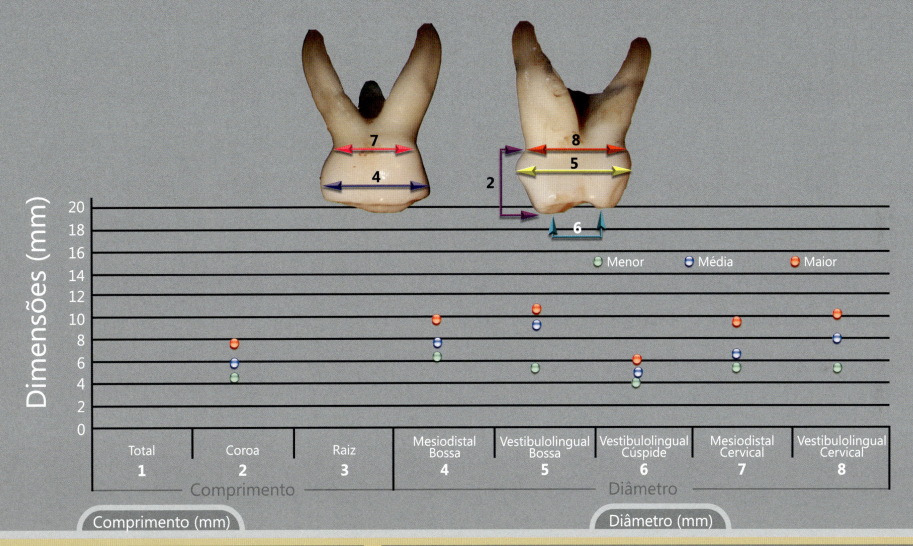

	Total	Coroa	Raiz	MD Bossa	VL Bossa	VL Cúspide	MD Cervical	VL Cervical
Menor	*	4,22	*	5,81	4,87	3,71	7,96	5,03
Média	*	5,22	*	7,0	8,66	4,58	6,07	7,52
Maior	*	7,0	*	9,91	9,91	5,76	8,79	9,46

(*) Dados insuficientes.

Segundo Molar Superior

Nomenclatura

Numérica
55 - Segundo molar superior direito
65 - Segundo molar superior esquerdo
Inglesa
Maxillary second molar

Cronologia do Desenvolvimento

4º mês de vida intrauterina - Início da calcificação das faces
7º mês de vida - Calcificação da coroa
14º mês de vida - Formação do terço cervical da raiz
26º mês de vida - Irrompimento
8º ano de vida - Início da rizólise
11º ano de vida - Esfoliação

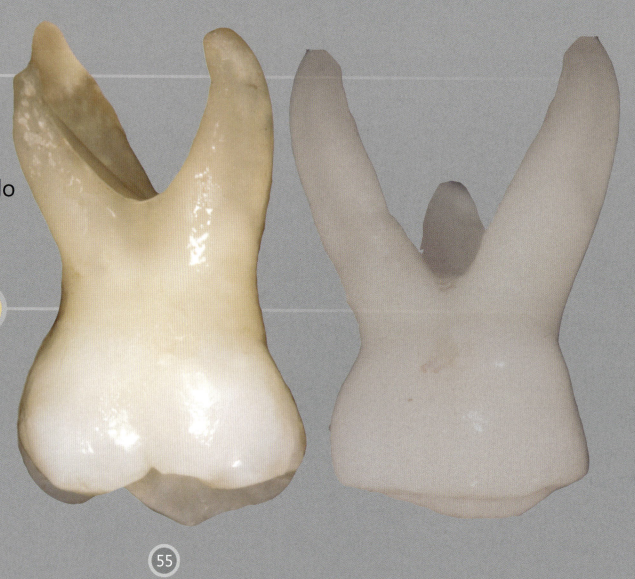

55

Segundo Molar Superior

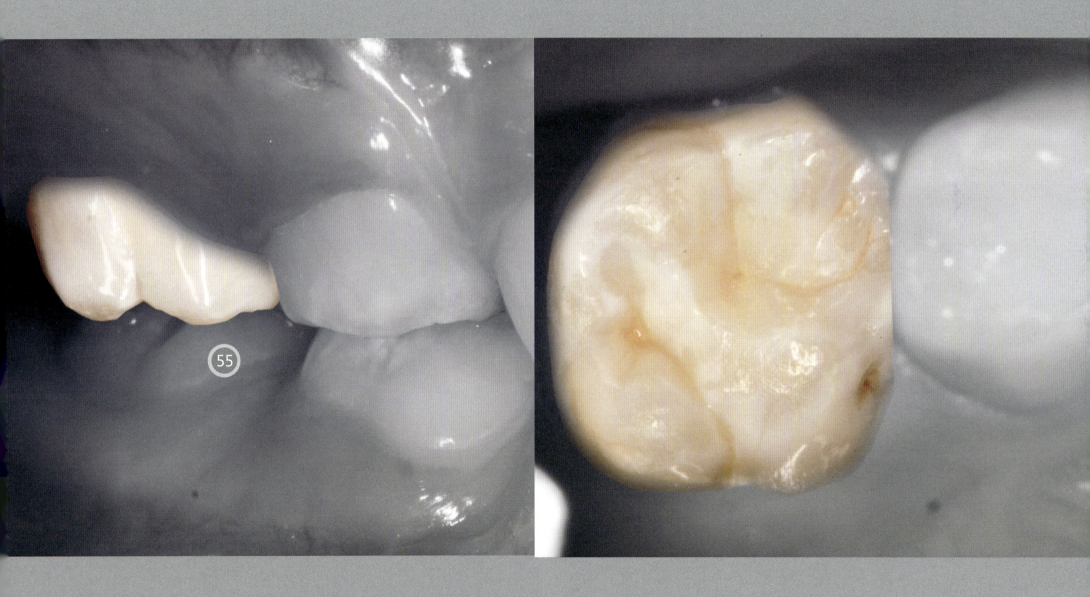

Segundo Molar Superior

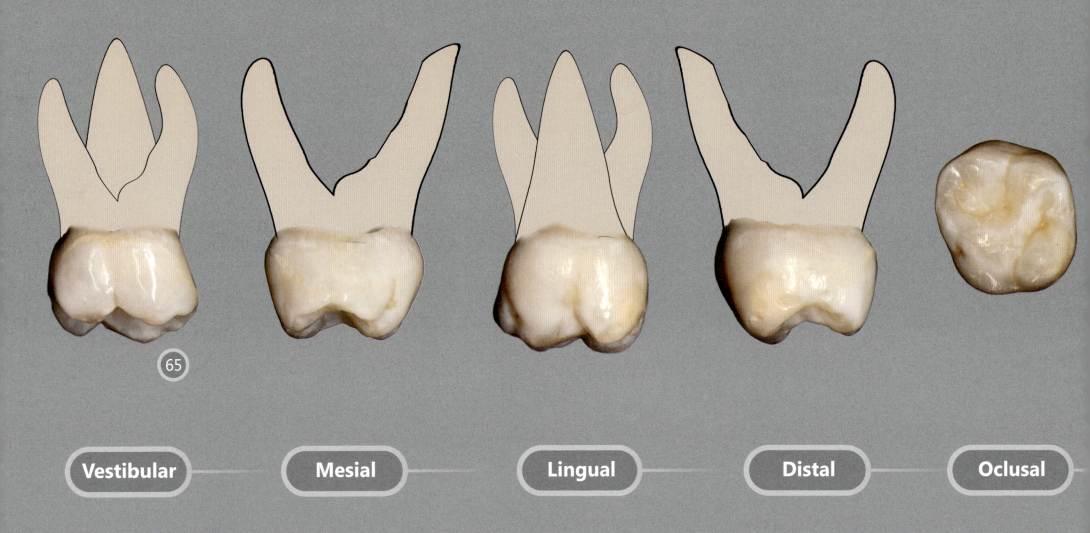

Vestibular | Mesial | Lingual | Distal | Oclusal

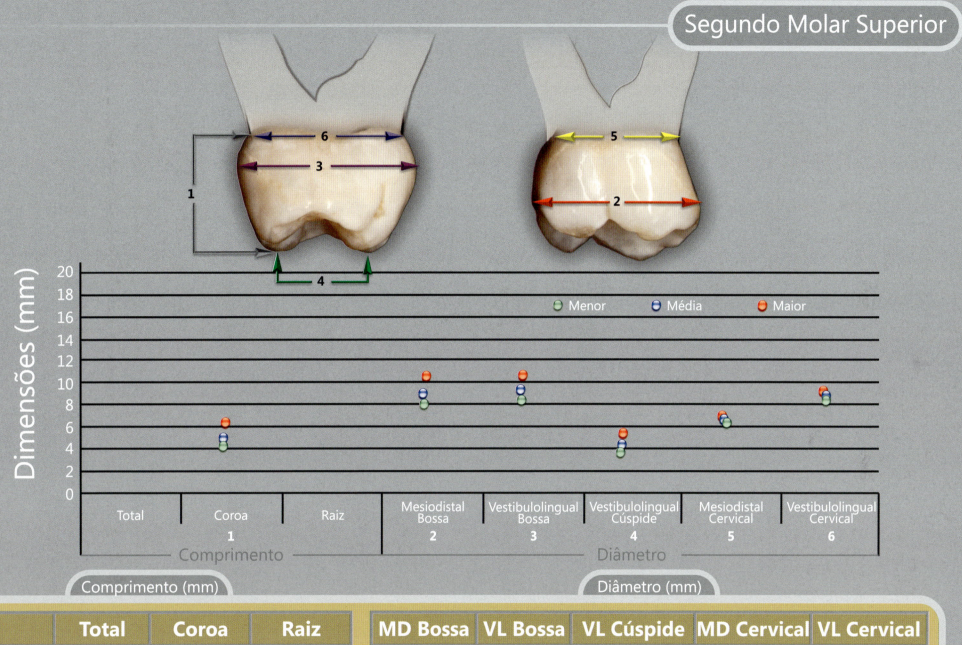

Segundo Molar Superior

	Total	Coroa	Raiz	MD Bossa	VL Bossa	VL Cúspide	MD Cervical	VL Cervical
Menor	*	4,47	*	7,84	8,68	3,62	6,32	8,31
Média	*	5,34	*	8,93	9,62	4,43	6,62	8,81
Maior	*	6,09	*	10,53	10,74	5,33	6,83	9,32

(*) Dados insuficientes.

Incisivo Central Inferior

Nomenclatura

Numérica
71 - Incisivo central inferior direito
81 - Incisivo central inferior esquerdo
Inglesa
Lower central incisor

Cronologia do Desenvolvimento

4º mês de vida intrauterina - Início da calcificação da borda incisal
1º mês de vida - Término de calcificação da coroa
6º mês de vida - Formação do terço cervical da raiz
7º mês de vida - Irrompimento
12º mês de vida - Formação do terço médio da raiz
4º ano de vida - Início da rizólise
7º ano de vida - Esfoliação

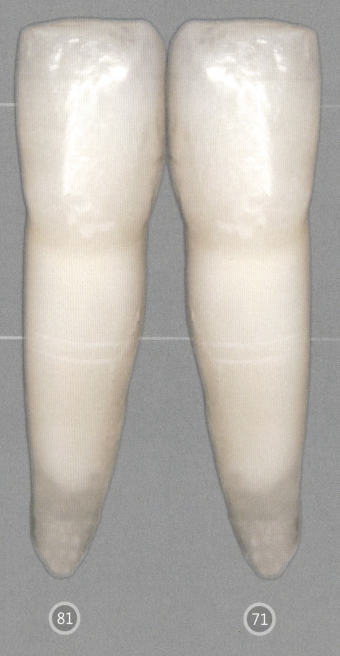

Incisivo Central Inferior

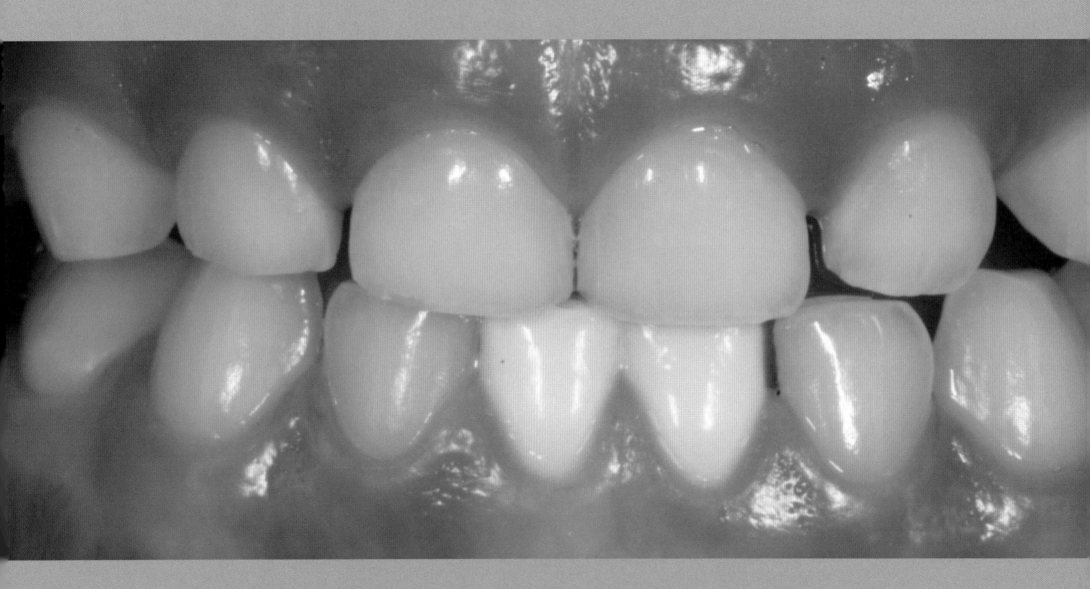

23

Incisivo Central Inferior

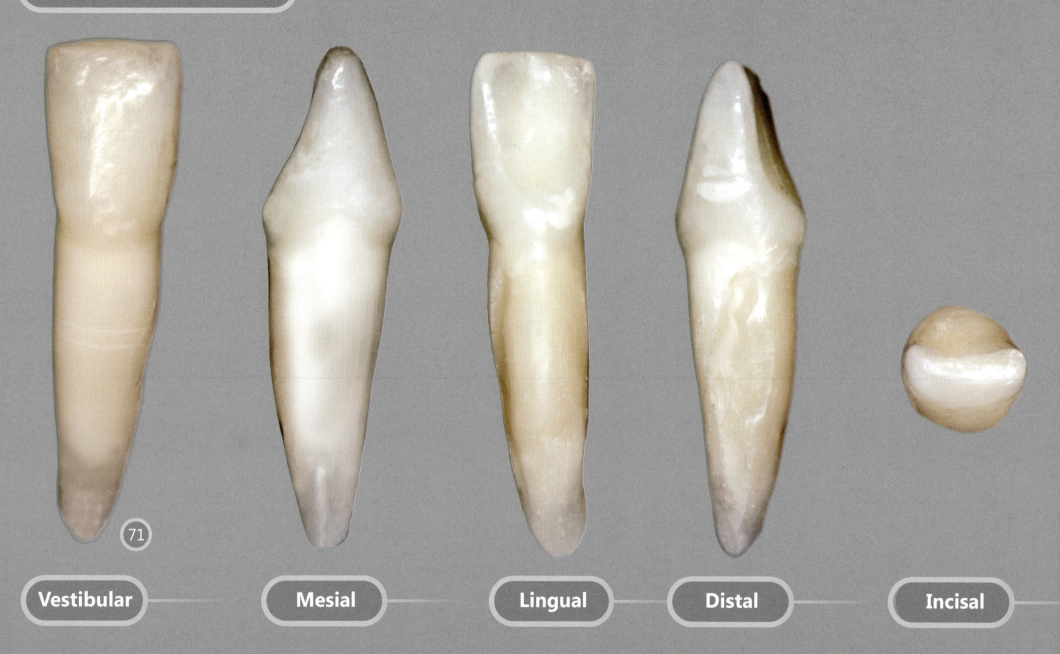

Vestibular — **Mesial** — **Lingual** — **Distal** — **Incisal**

Incisivo Central Inferior

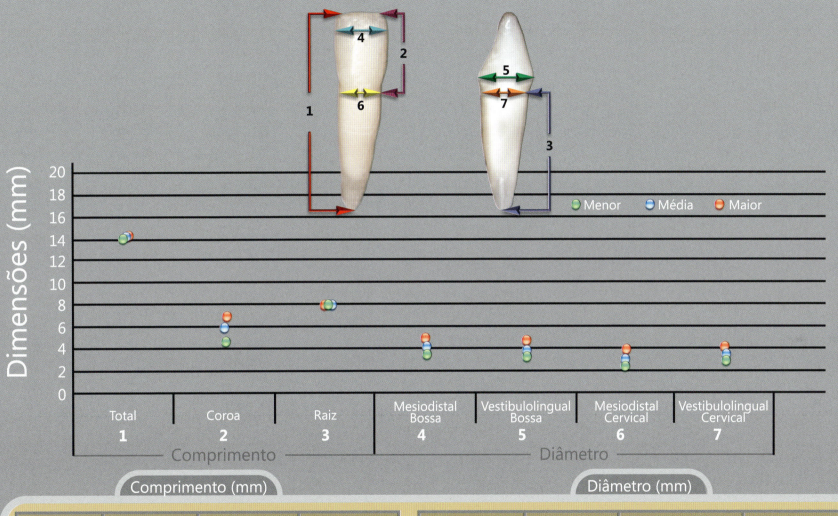

	Total	Coroa	Raiz	MD Bossa	VL Bossa	VL Cervical	VL Cervical
Menor	14,09	4,68	8,06	3,41	3,17	2,48	2,79
Média	14,09	5,58	8,42	4,14	3,87	3,09	3,45
Maior	14,09	6,92	8,79	4,87	4,64	3,93	4,21

Incisivo Lateral Inferior

Nomenclatura

Numérica
72 - Incisivo lateral inferior esquerdo
82 - Incisivo lateral inferior direito

Inglesa
Temporary lower lateral incisor

Cronologia do Desenvolvimento

4º mês de vida intrauterina - Início da calcificação da borda incisal
3º mês de vida - Calcificação da coroa
6º mês de vida - Formação do terço cervical da raiz
12º mês de vida - Irrompimento
5º ano de vida - Início da rizólise
8º ano de vida - Esfoliação

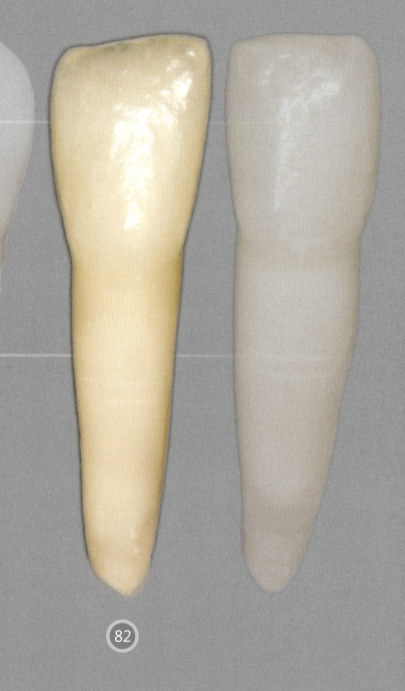

Incisivo Lateral Inferior

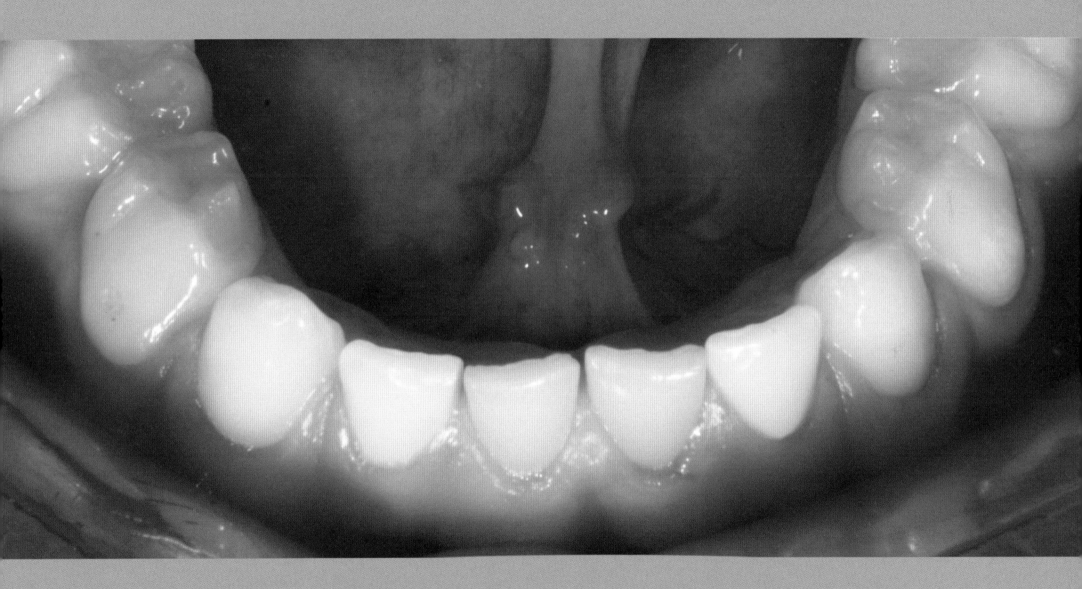

Incisivo Lateral Inferior

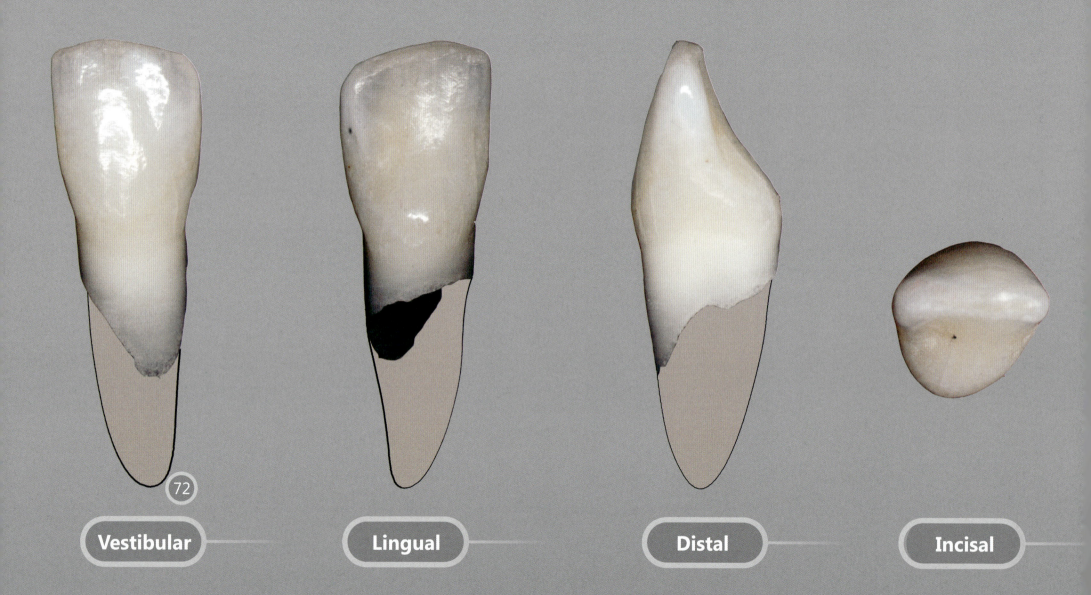

Vestibular · Lingual · Distal · Incisal

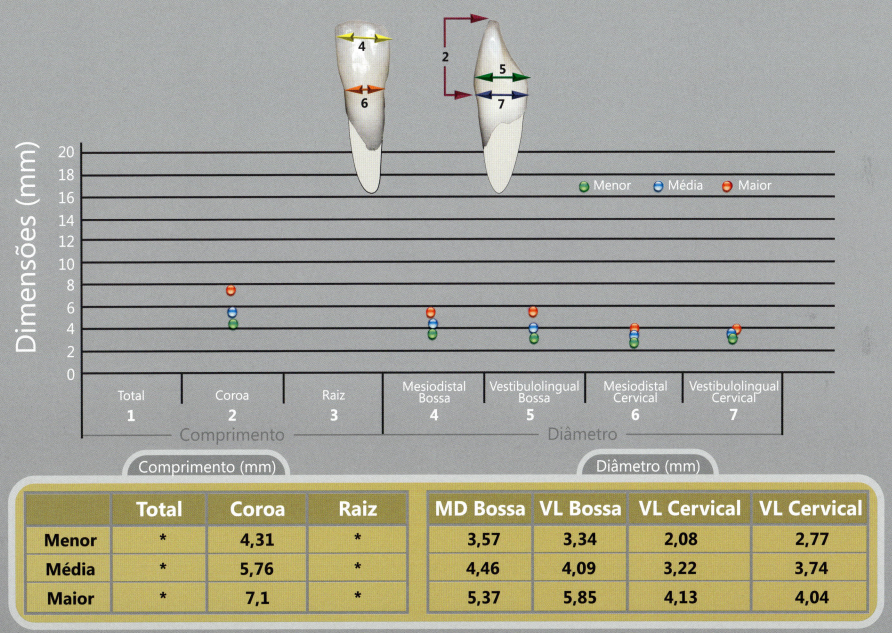

Canino Inferior

Nomenclatura

Numérica
73 - Canino inferior esquerdo
83 - Canino inferior direito

Inglesa
Lower canine ou *mandibular canine*

Cronologia do Desenvolvimento

4º mês de vida intrauterina - Início da calcificação da borda incisal
2º mês de vida - Término da calcificação da coroa
7º mês de vida - Formação do terço cervical da raiz
14º mês de vida - Formação do terço médio da raiz
18º mês de vida - Irrompimento
9º ano de vida - Início da rizólise
12º ano de vida - Esfoliação

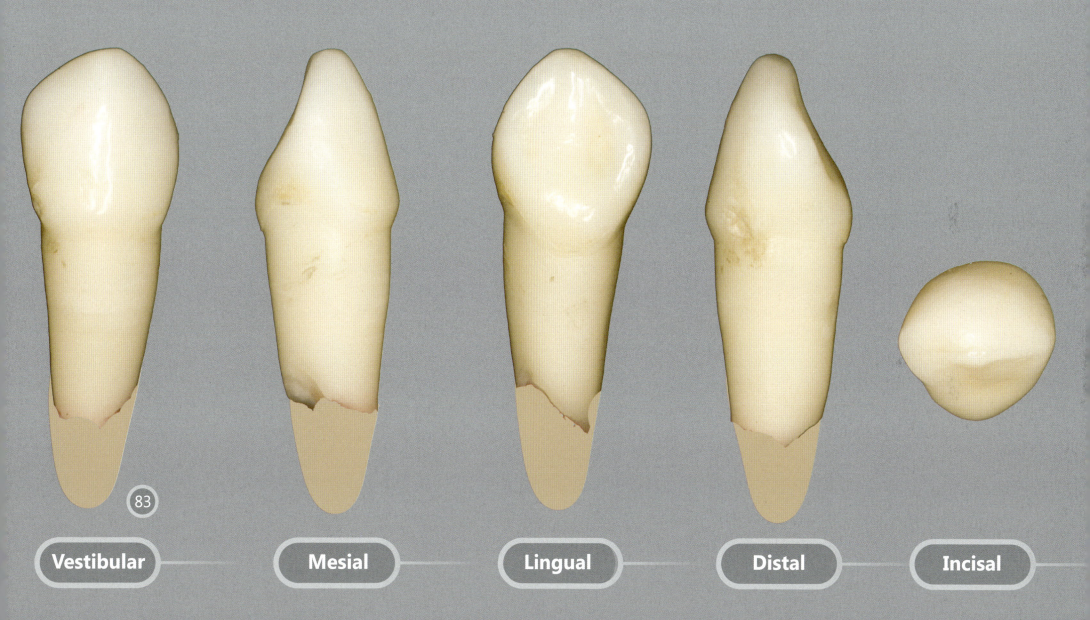

Canino Inferior

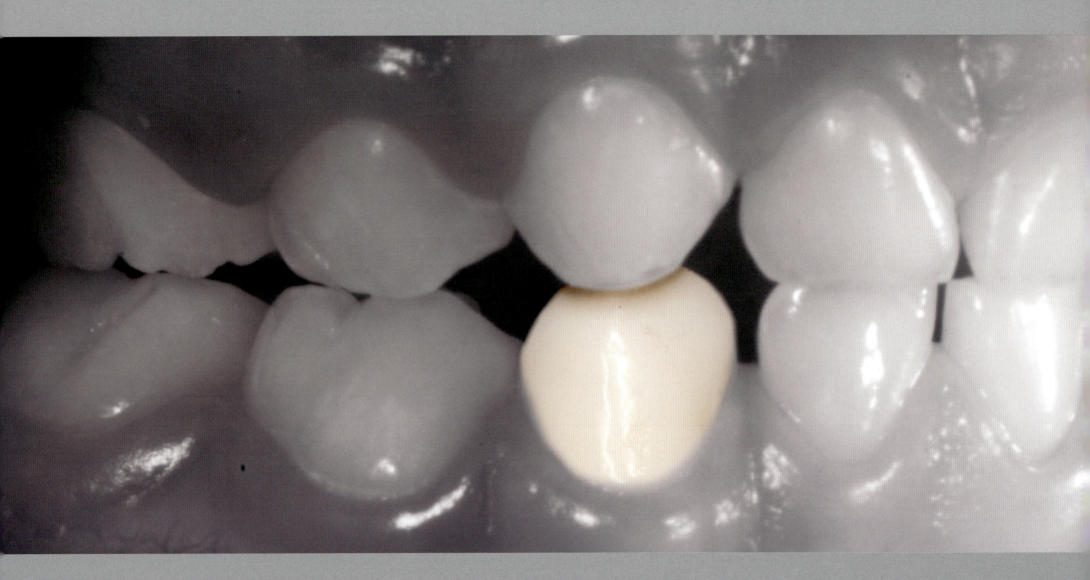

Canino Inferior

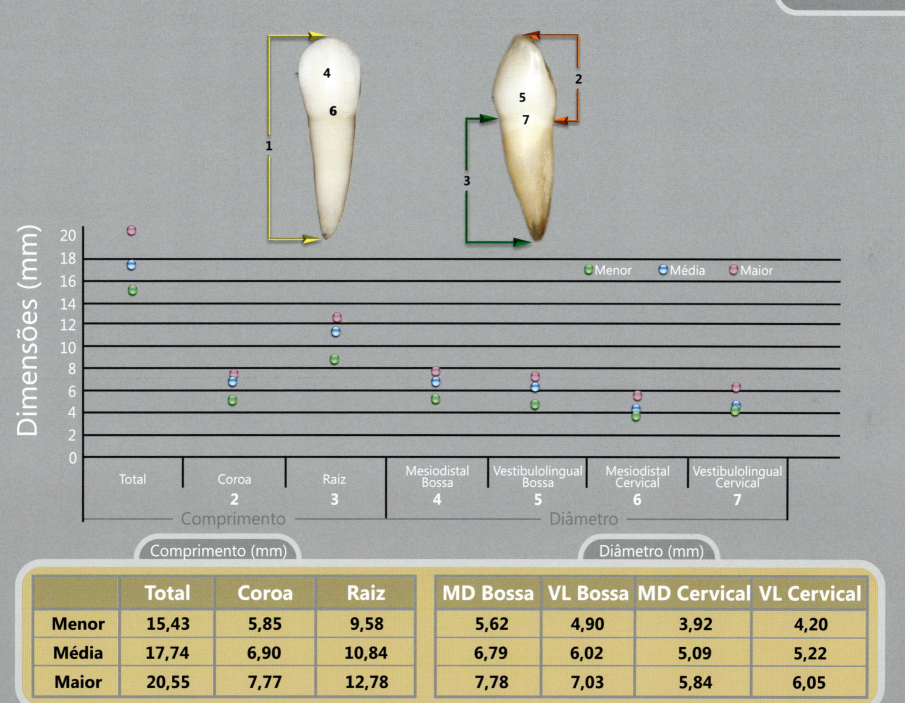

Comprimento (mm)

	Total	Coroa	Raiz
Menor	15,43	5,85	9,58
Média	17,74	6,90	10,84
Maior	20,55	7,77	12,78

Diâmetro (mm)

	MD Bossa	VL Bossa	MD Cervical	VL Cervical
Menor	5,62	4,90	3,92	4,20
Média	6,79	6,02	5,09	5,22
Maior	7,78	7,03	5,84	6,05

Primeiro Molar Inferior

Nomenclatura

Numérica
74 - Primeiro molar inferior esquerdo
84 - Primeiro molar inferior direito
Inglesa
Mandibular first molar

Cronologia do Desenvolvimento

4º mês de vida intrauterina - Início da calcificação das faces
6º mês de vida - Término da calcificação da coroa
12º mês de vida - Formação do terço cervical da raiz
14º mês de vida - Irrompimento
18º mês de vida - Formação do terço médio da raiz
7º ano de vida - Início da rizólise
10º ano de vida - Esfoliação

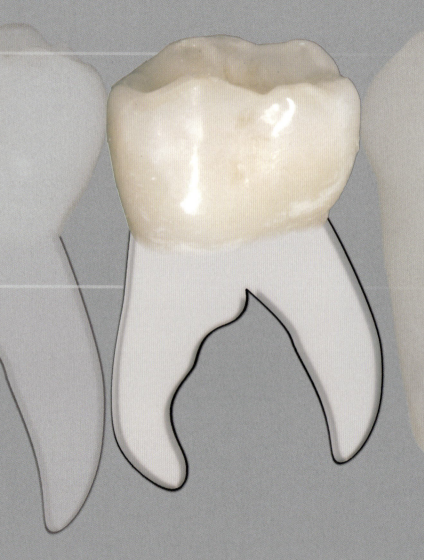

Primeiro Molar Inferior

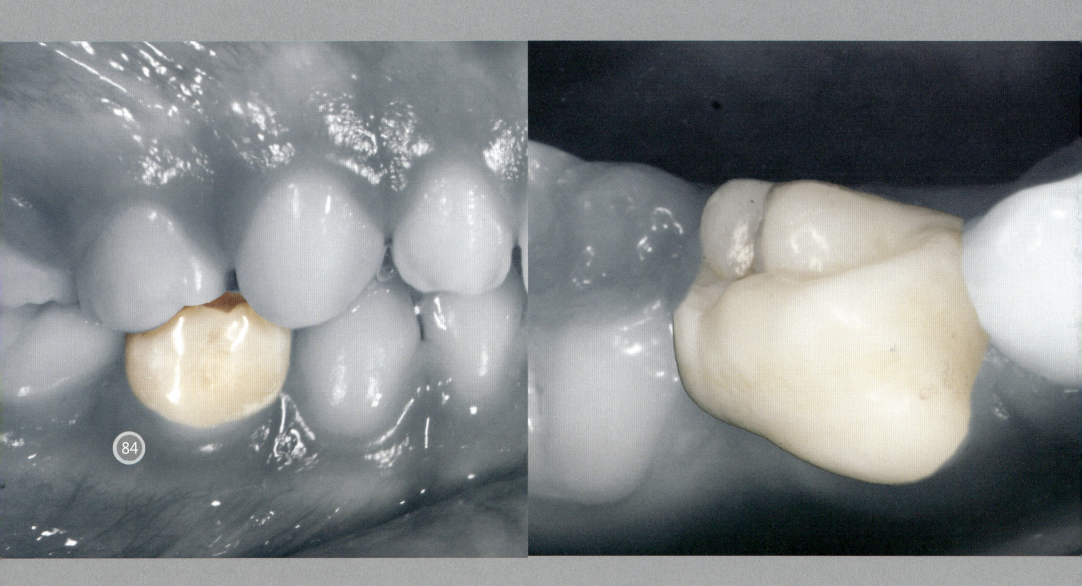

Primeiro Molar Inferior

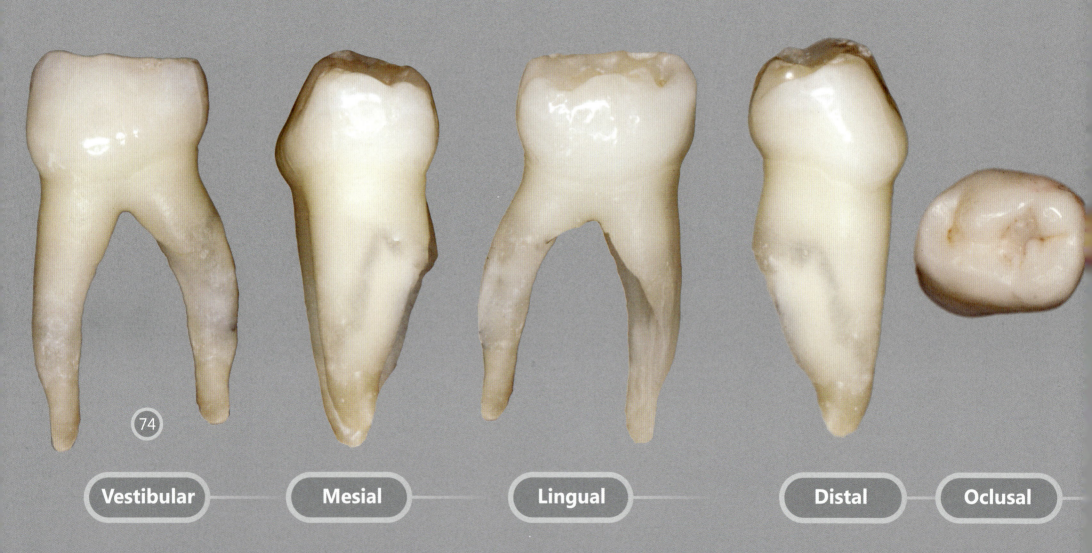

Vestibular Mesial Lingual Distal Oclusal

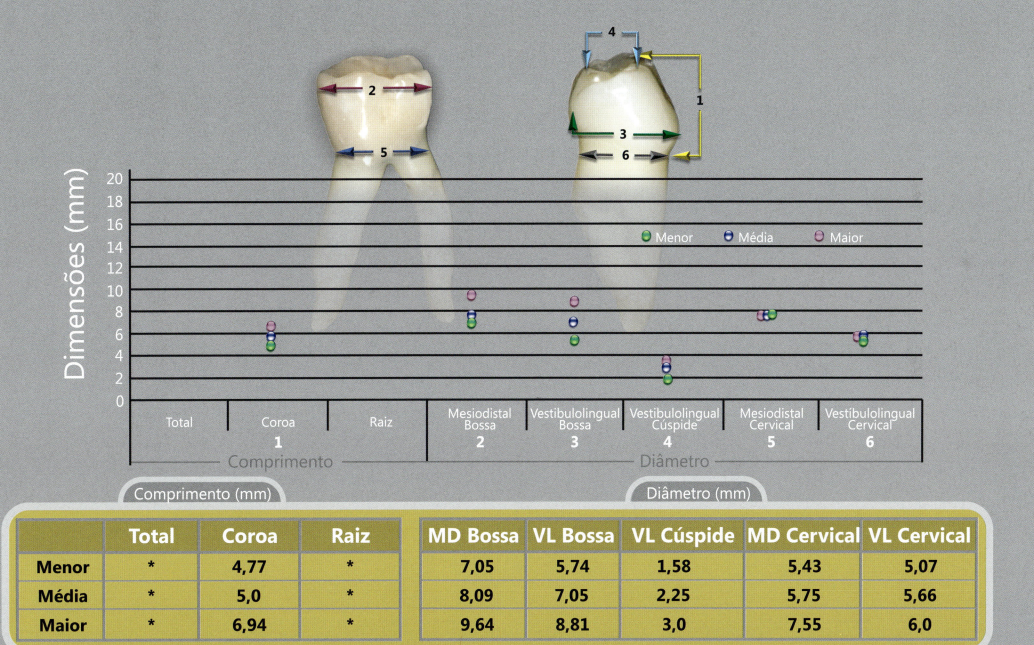

Segundo Molar Inferior

Nomenclatura

Numérica
75 - Segundo molar inferior esquerdo
85 - Segundo molar inferior direito
Inglesa
Mandibular second molar

Cronologia do Desenvolvimento

4º mês de vida intrauterina - Início da calcificação das faces
6º mês de vida - Início da calcificação da coroa
7º mês de vida - Término da calcificação da coroa
14º mês de vida - Formação do terço cervical da raiz
24º mês de vida - Formação do terço médio da raiz
26º mês de vida - Irrompimento
8º ano de vida - Início da rizólise
11º ano de vida - Esfoliação

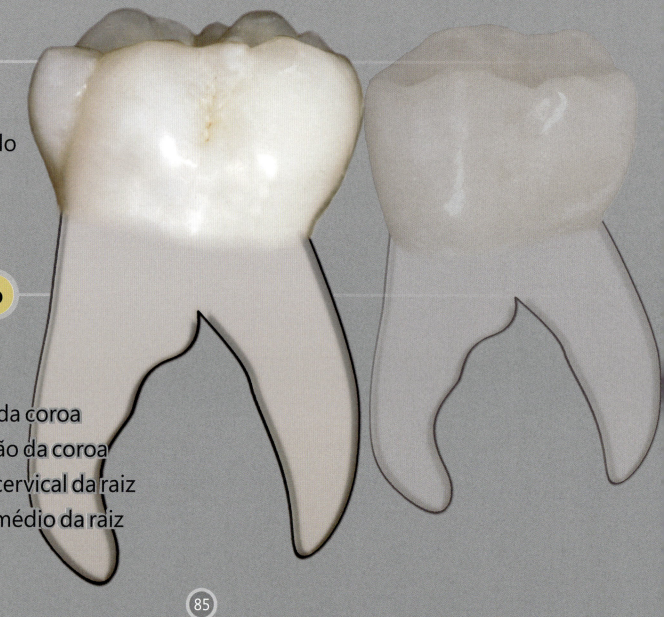

Segundo Molar Inferior

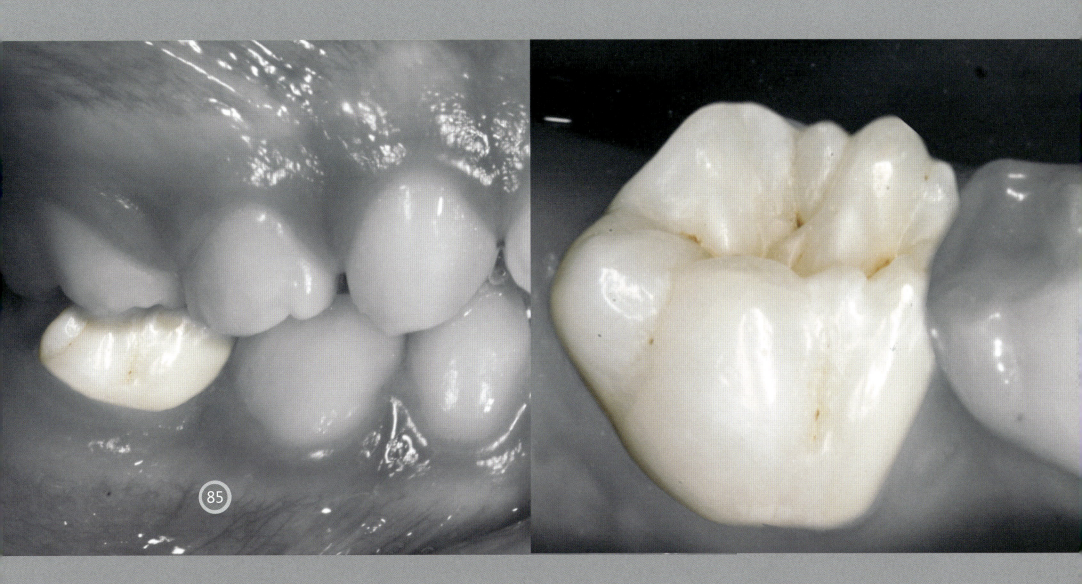

Segundo Molar Inferior

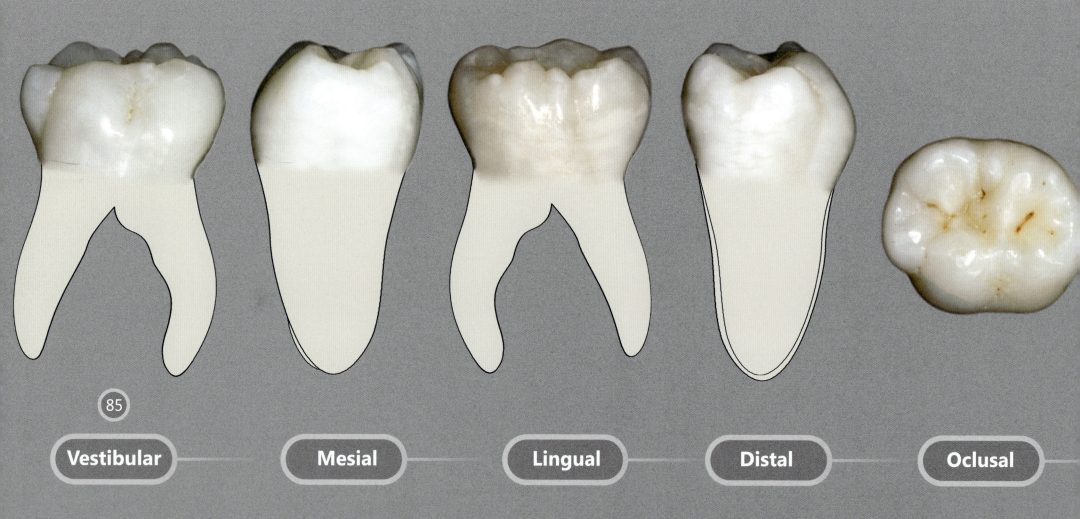

Vestibular | Mesial | Lingual | Distal | Oclusal

Segundo Molar Inferior

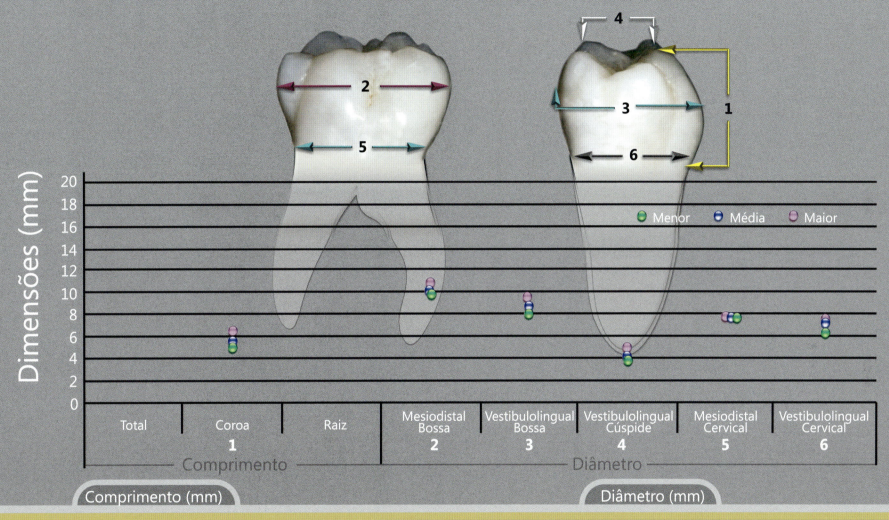

	Total	Coroa	Raiz	MD Bossa	VL Bossa	VL Cúspide	MD Cervical	VL Cervical
Menor	*	4,90	*	9,53	8,15	3,66	7,81	6,39
Média	*	5,50	*	10,02	8,67	4,07	7,87	7,00
Maior	*	6,48	*	10,87	9,52	4,91	9,93	7,61

(*) Dados insuficientes.

Detalhes Anatômicos – Dentes Posteriores

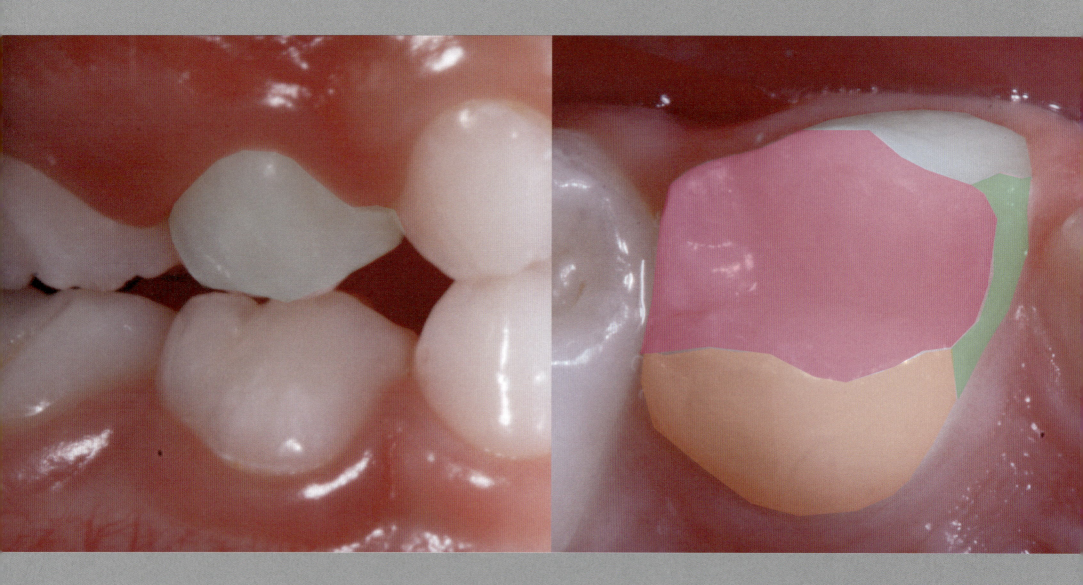

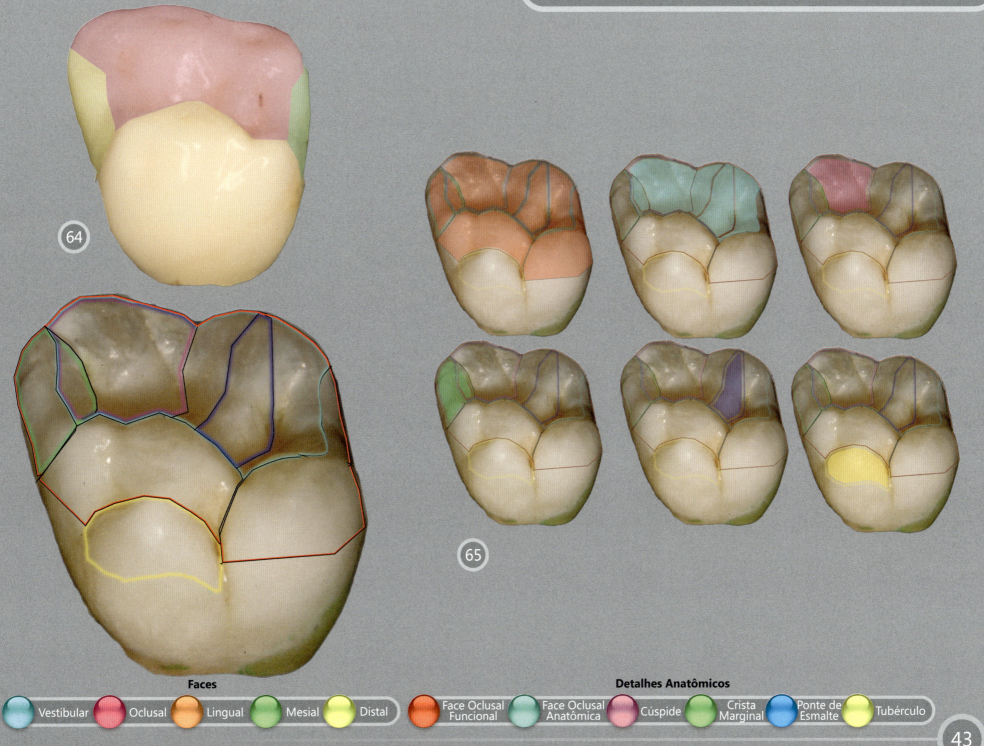

Detalhes Anatômicos – Dentes Posteriores

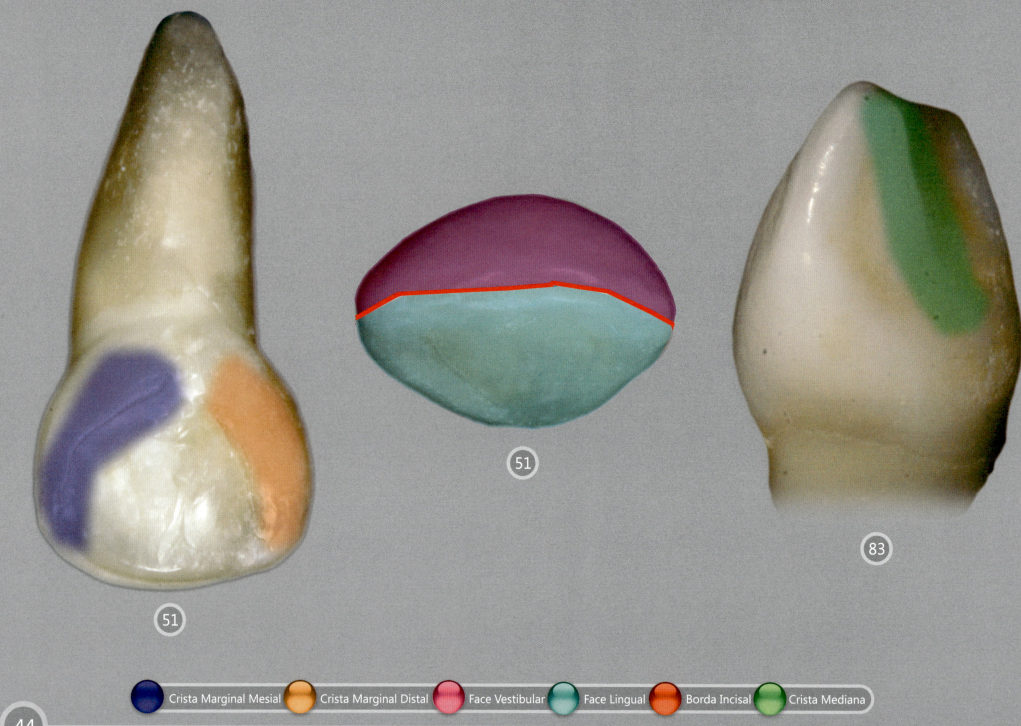

Crista Marginal Mesial · Crista Marginal Distal · Face Vestibular · Face Lingual · Borda Incisal · Crista Mediana

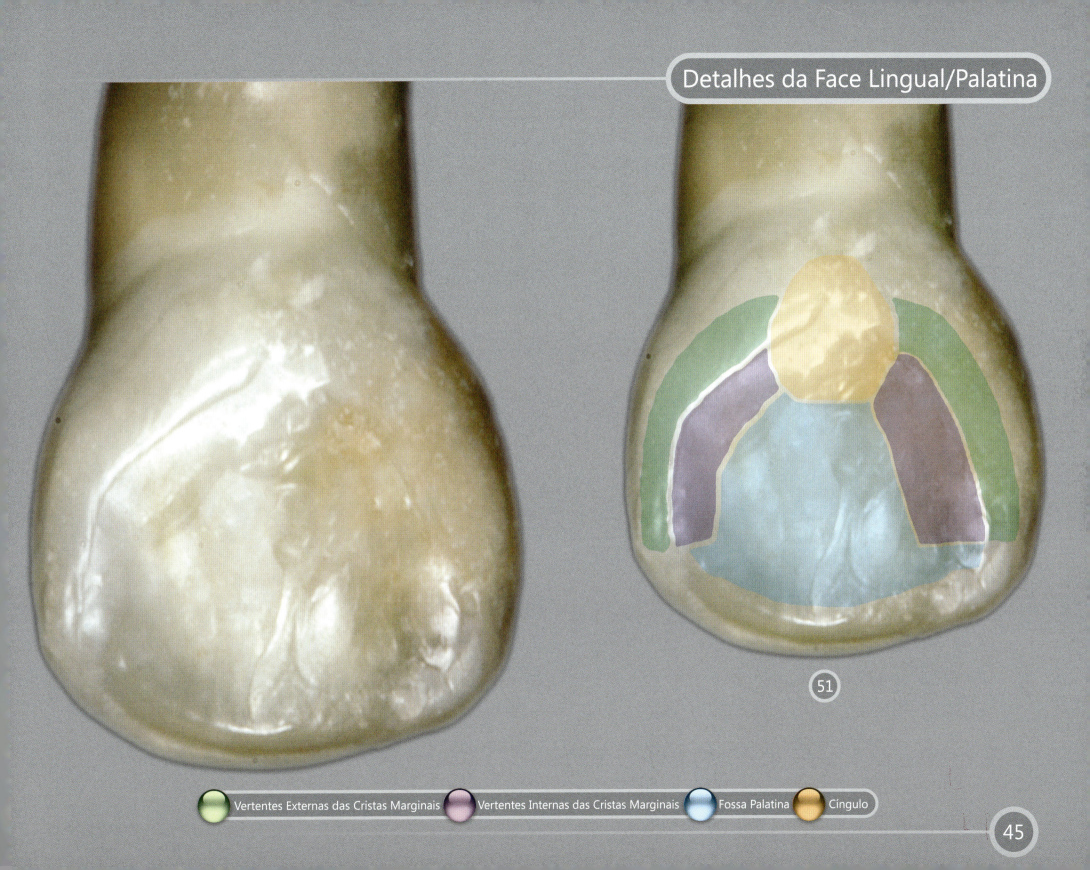

Detalhes da Face Lingual/Palatina

Vertentes Externas das Cristas Marginais ● Vertentes Internas das Cristas Marginais ● Fossa Palatina ● Cíngulo

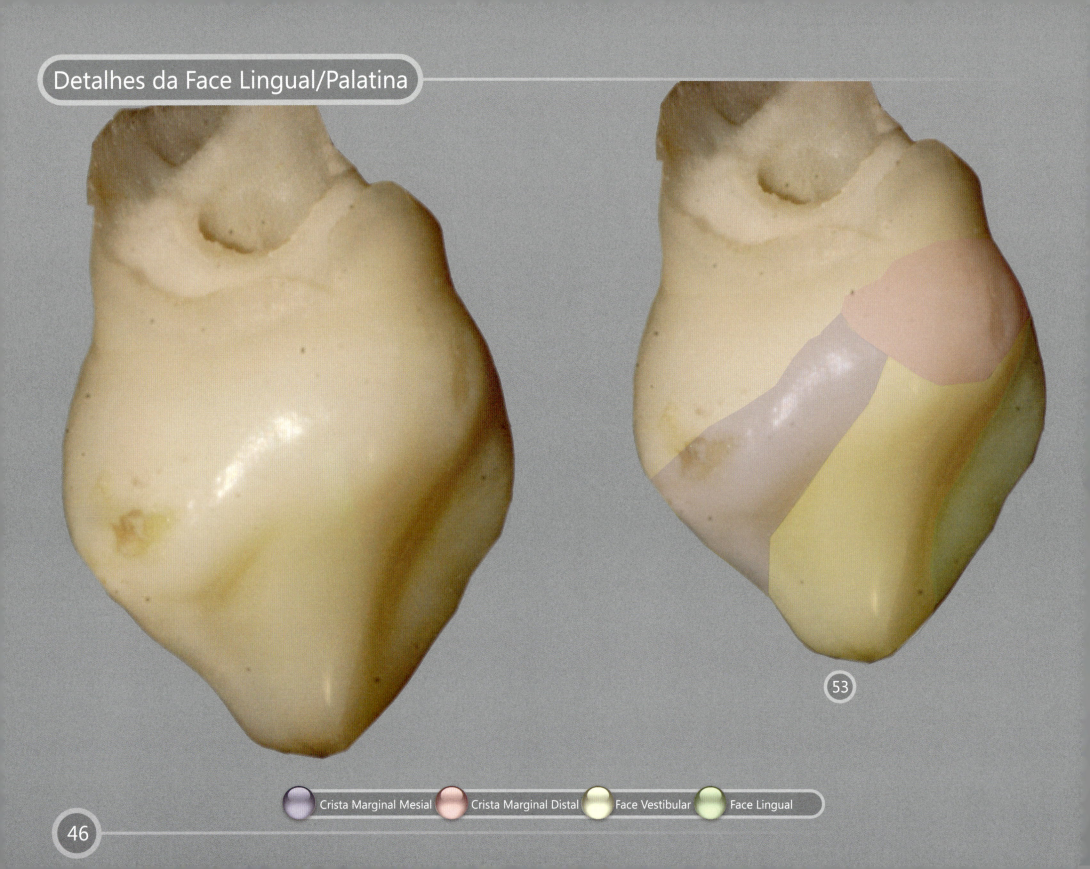

Detalhes da Face Oclusal

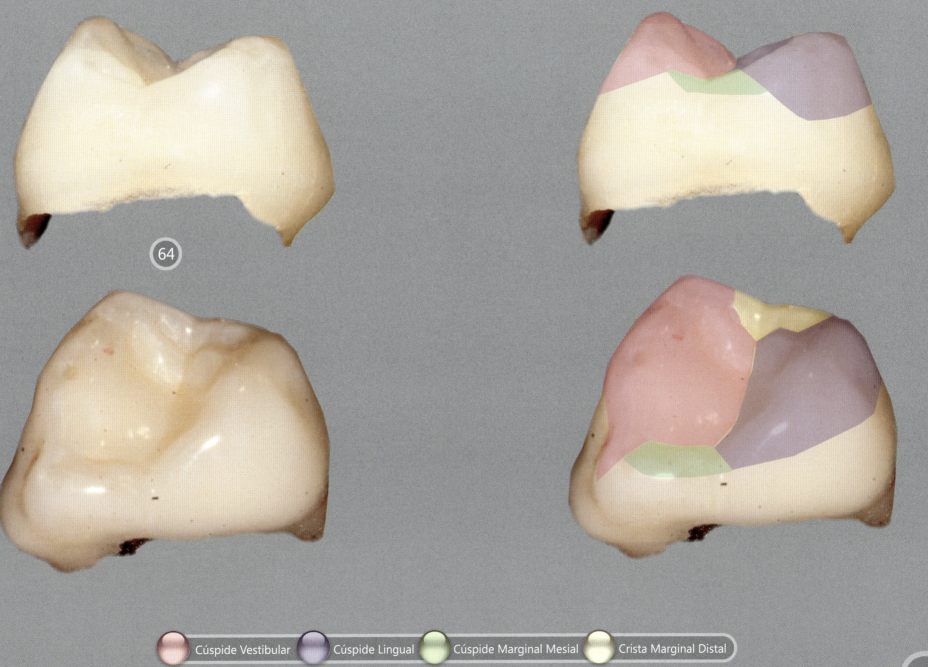

Cúspide Vestibular   Cúspide Lingual   Cúspide Marginal Mesial   Crista Marginal Distal

Detalhes da Face Oclusal

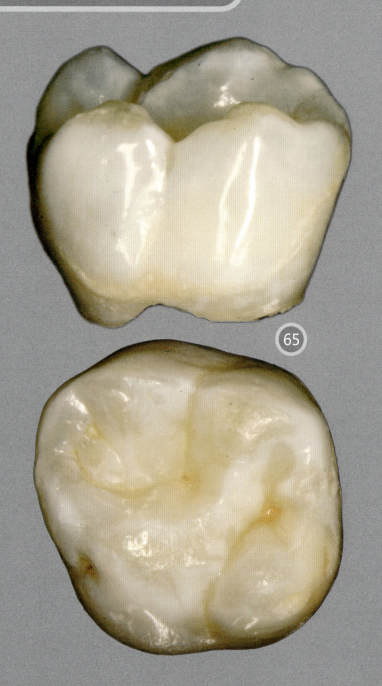
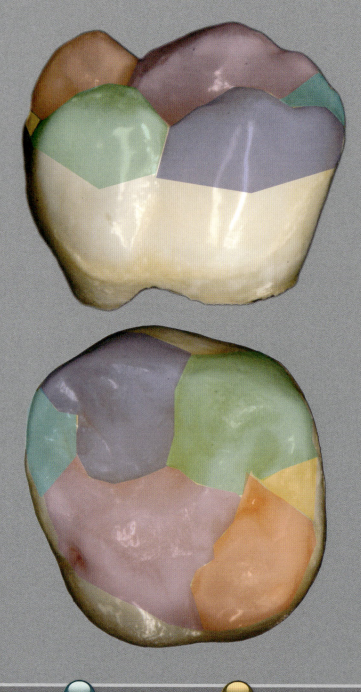

65

- Cúspide Mesiovestibular
- Cúspide Distovestibular
- Cúspide Mesiolingual
- Cúspide Distolingual
- Crista Marginal Mesial
- Crista Marginal Distal

Detalhes da Face Oclusal

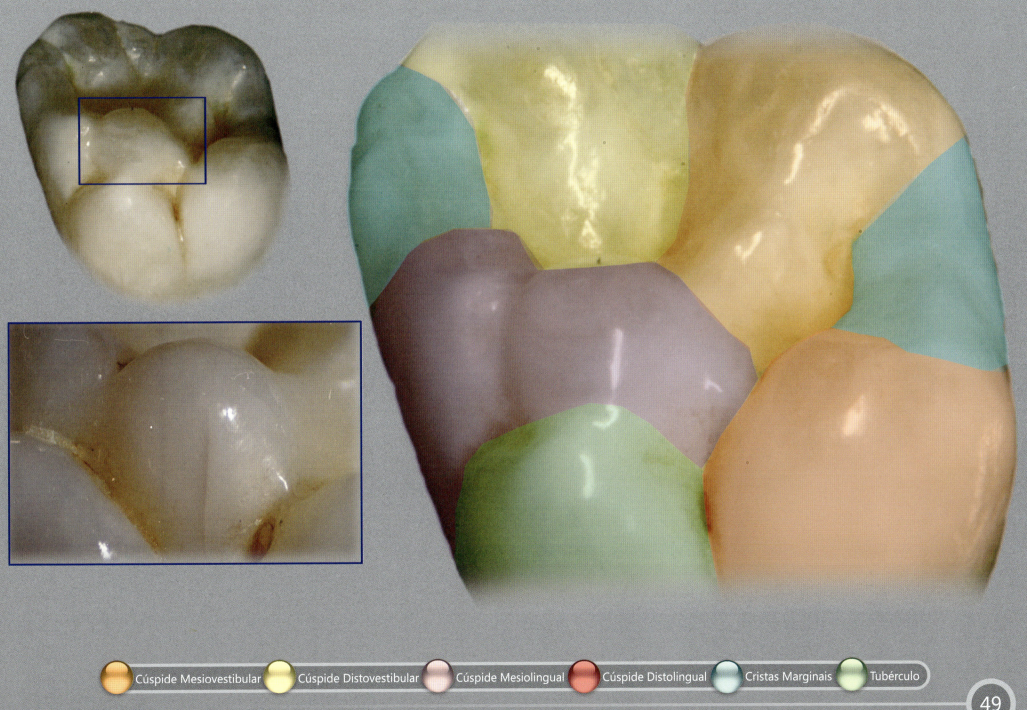

● Cúspide Mesiovestibular ● Cúspide Distovestibular ● Cúspide Mesiolingual ● Cúspide Distolingual ● Cristas Marginais ● Tubérculo

49

Detalhes da Face Oclusal

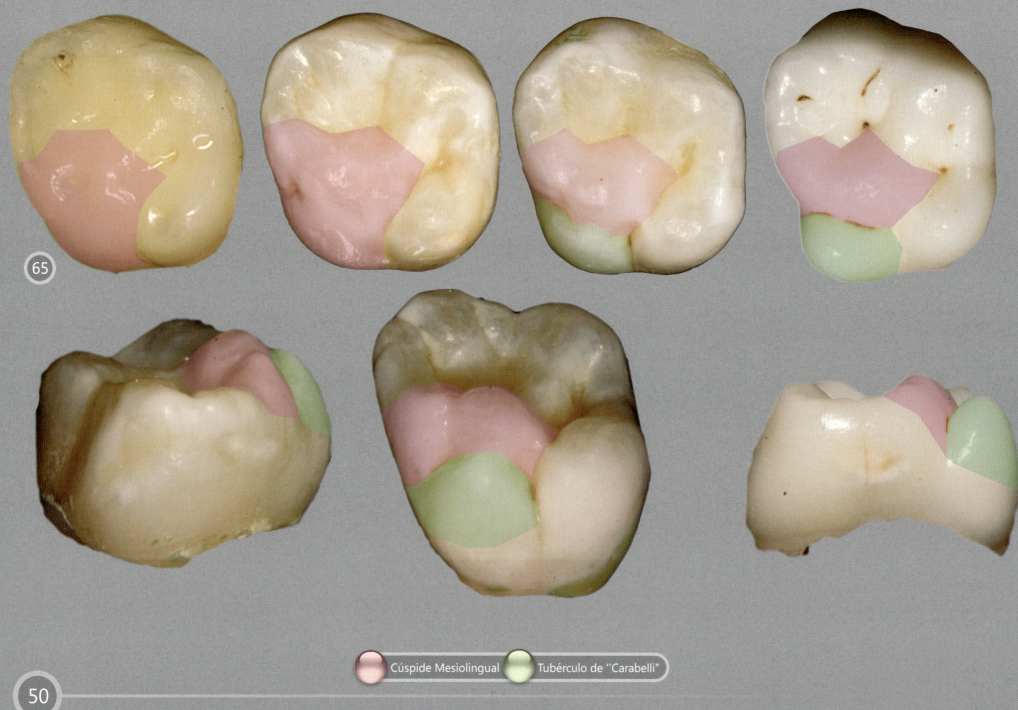

Cúspide Mesiolingual   Tubérculo de "Carabelli"

Detalhes da Face Oclusal

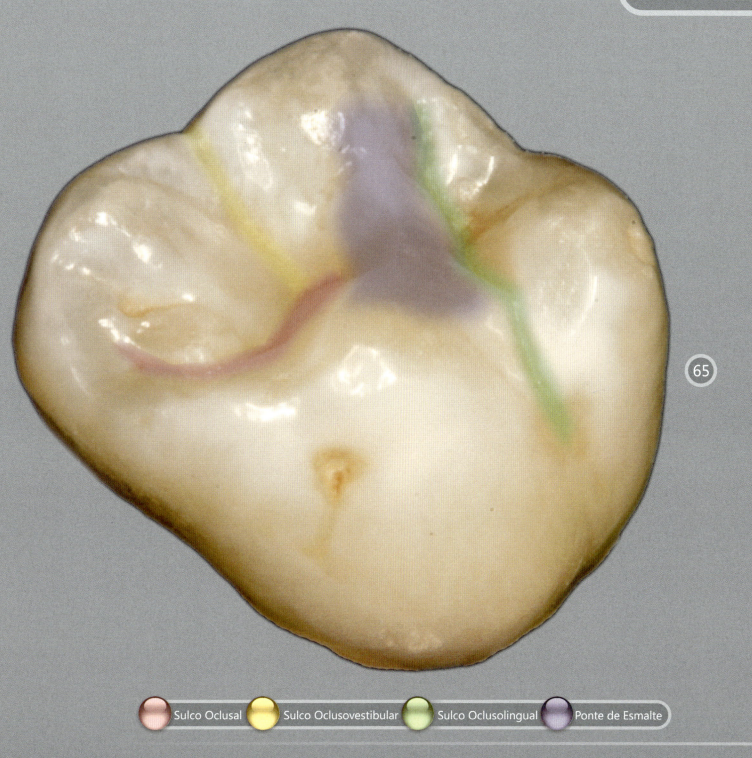

○ Sulco Oclusal   ○ Sulco Oclusovestibular   ○ Sulco Oclusolingual   ○ Ponte de Esmalte

Diferentes Formas de Raízes – Segundo Molar Superior

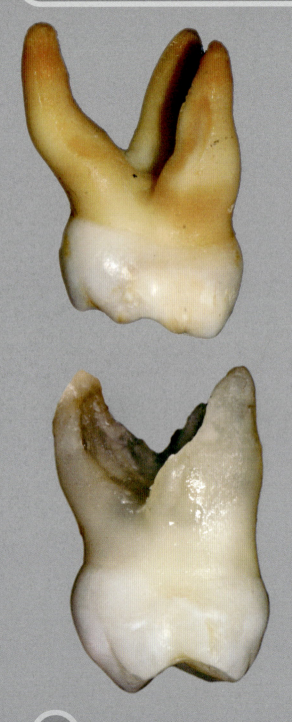
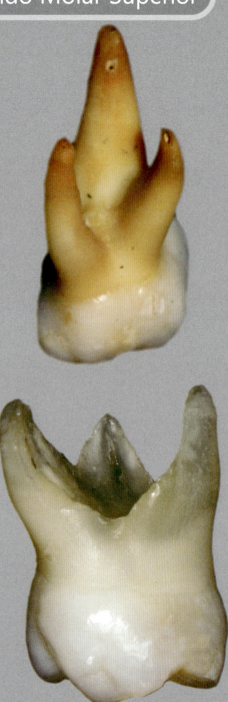
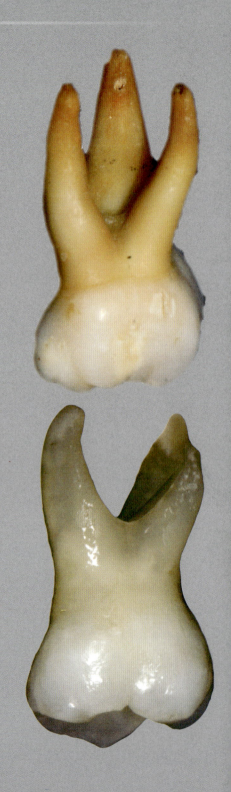

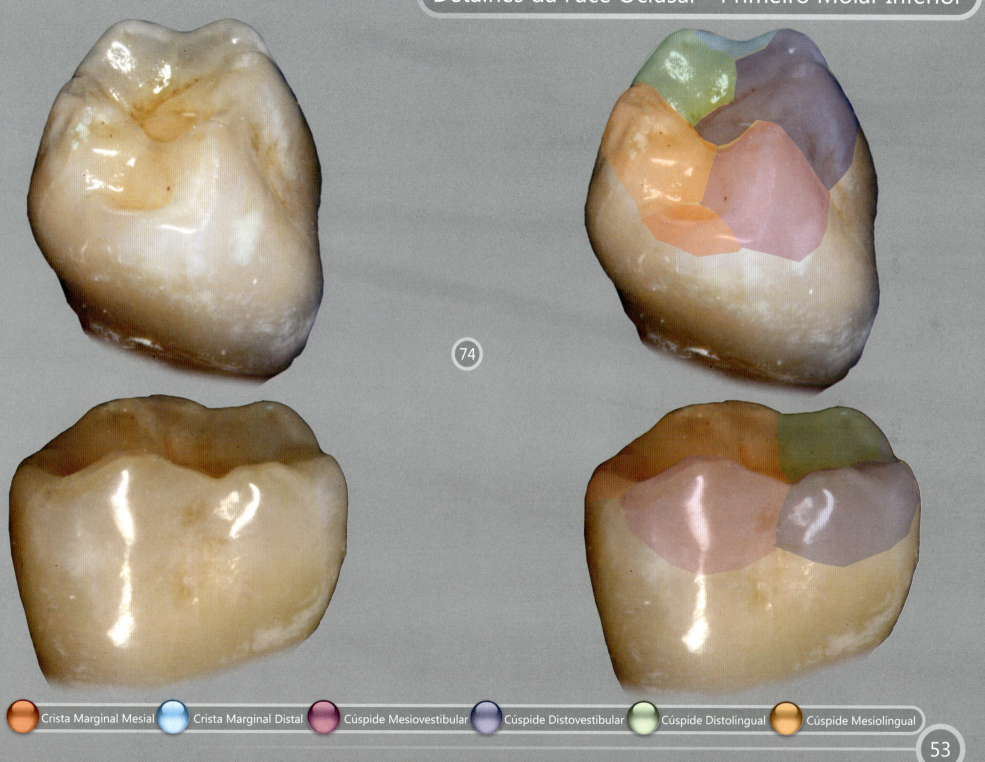

Bossa Vestibular e Detalhes da Face Oclusal – Primeiro Molar Inferior

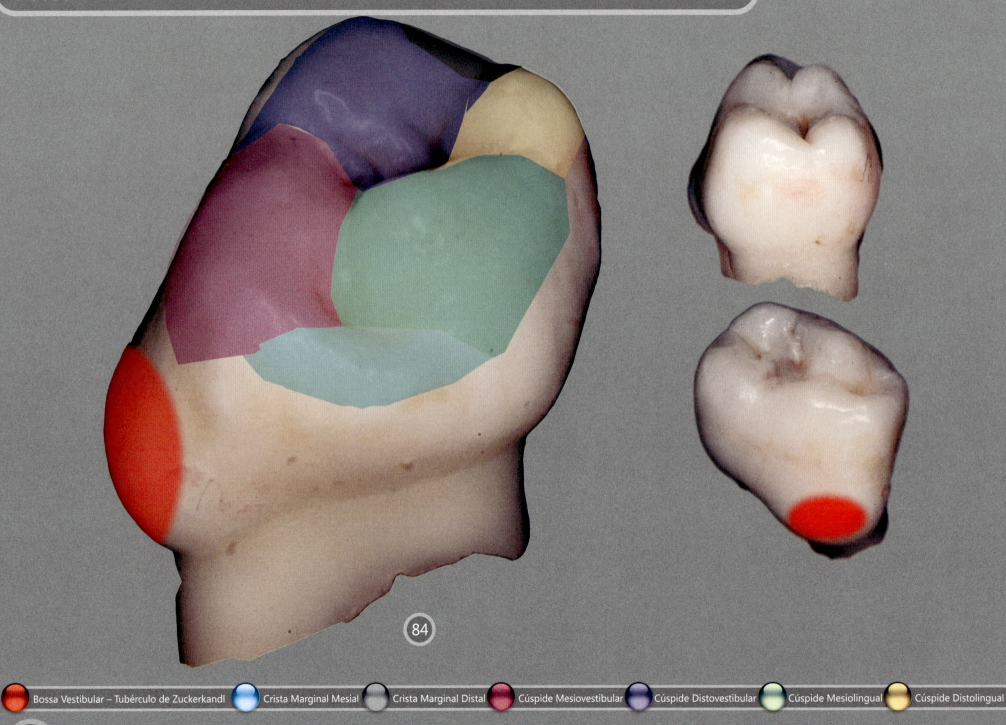

Bossa Vestibular – Tubérculo de Zuckerkandl | Crista Marginal Mesial | Crista Marginal Distal | Cúspide Mesiovestibular | Cúspide Distovestibular | Cúspide Mesiolingual | Cúspide Distolingual

Primeiro Molar Inferior – Crista Transversa/Ponte de Esmalte

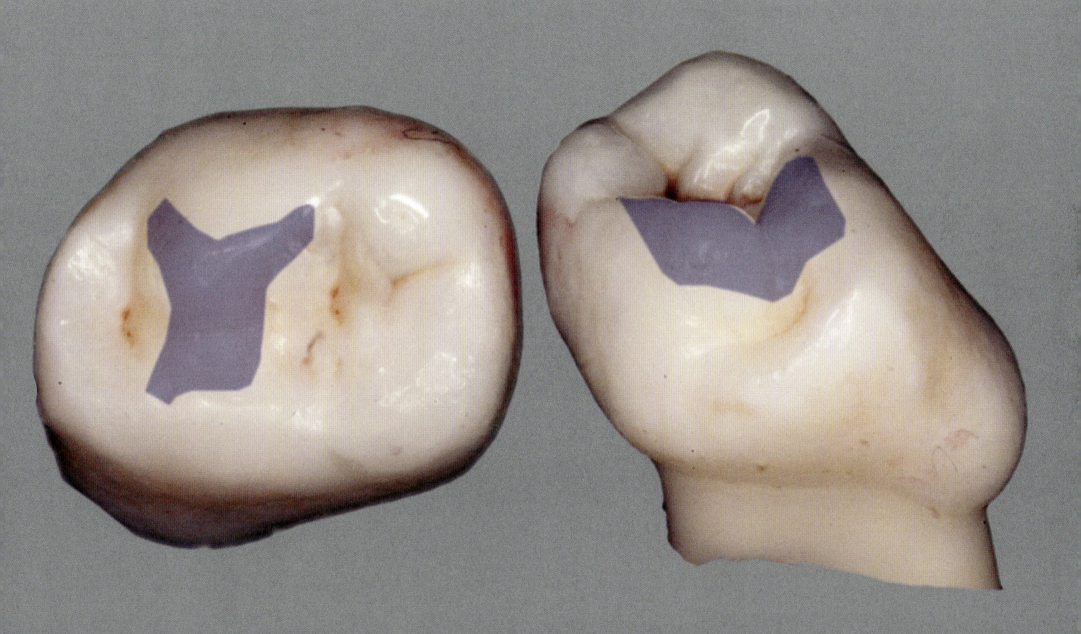

Detalhes da Face Oclusal – Segundo Molar Inferior

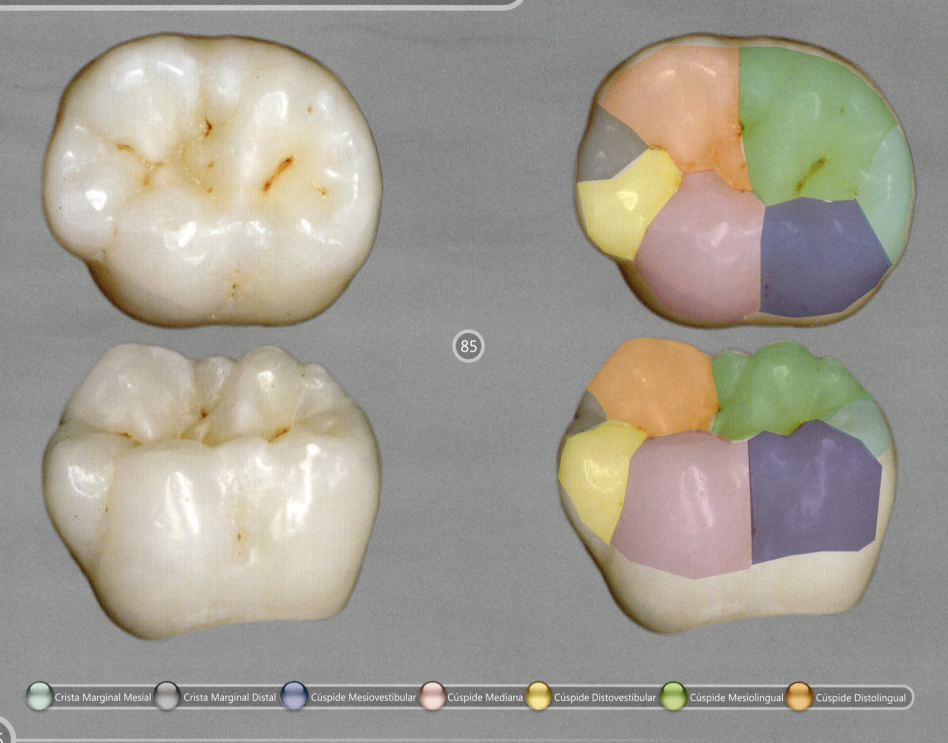

Crista Marginal Mesial · Crista Marginal Distal · Cúspide Mesiovestibular · Cúspide Mediana · Cúspide Distovestibular · Cúspide Mesiolingual · Cúspide Distolingual

Detalhes da Cúspide Mesiolingual – Segundo Molar Inferior

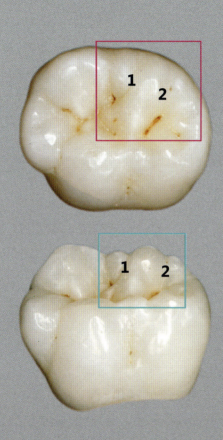

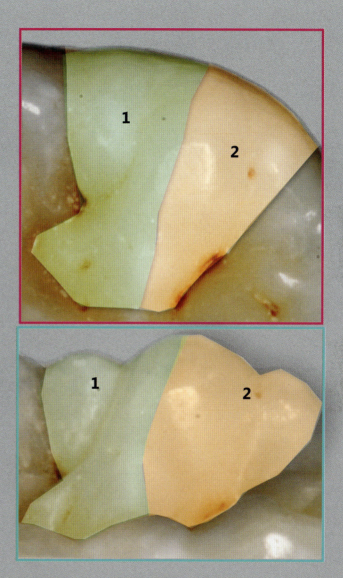

1 e 2 – Sulcos Secundários

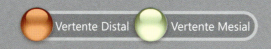

Vertente Distal   Vertente Mesial

Relações entre Cúspide Vestibulodistal e Crista Marginal – Segundo Molar Inferior

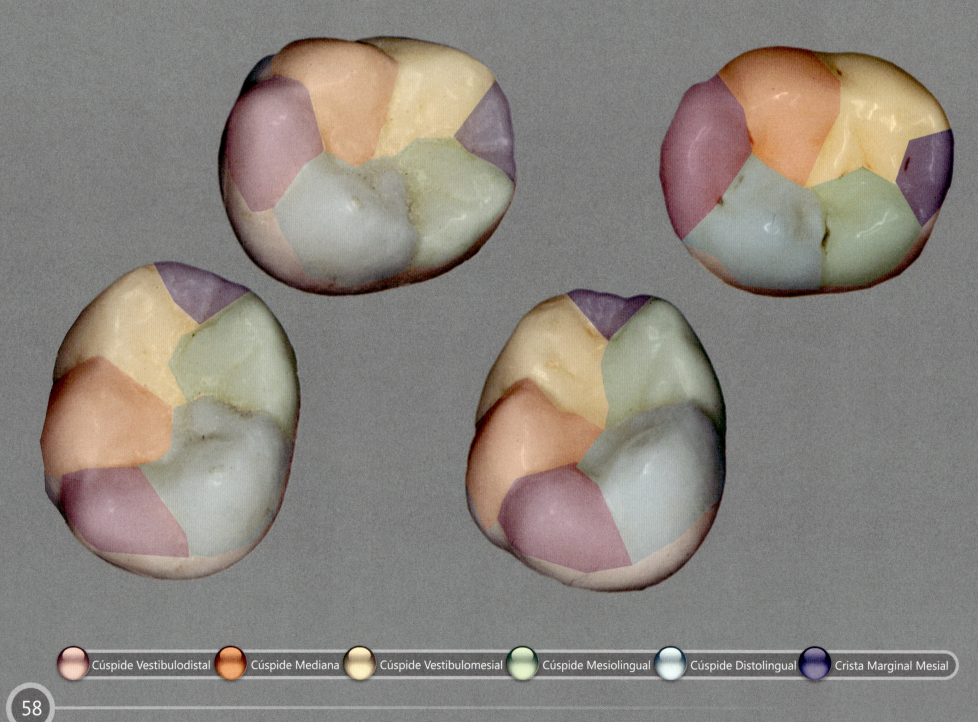

Cúspide Vestibulodistal | Cúspide Mediana | Cúspide Vestibulomesial | Cúspide Mesiolingual | Cúspide Distolingual | Crista Marginal Mesial

Diferentes Formatos da Face Oclusal – Segundo Molar Inferior

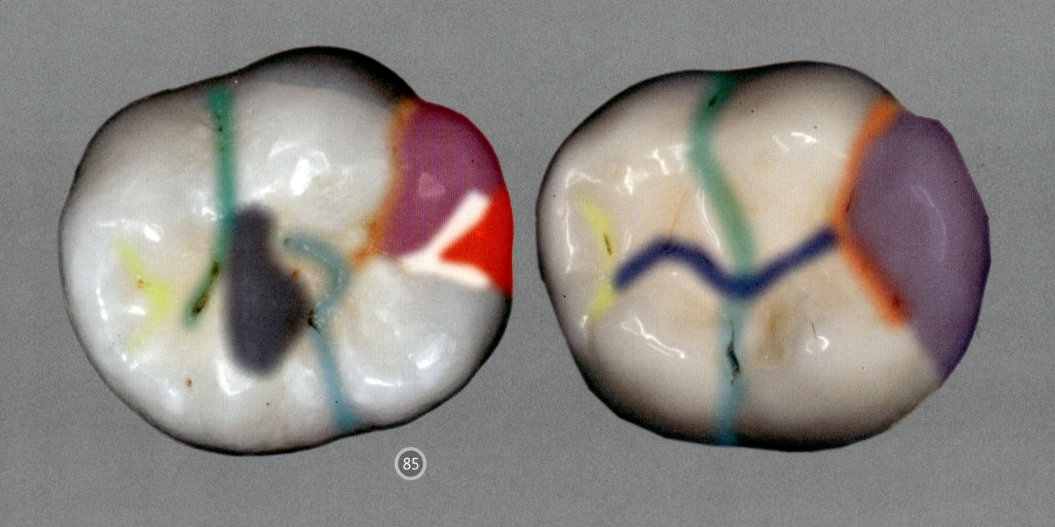

85

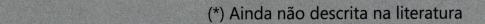

(*) Ainda não descrita na literatura

Rizólise do Decíduo e Erupção do Permanente

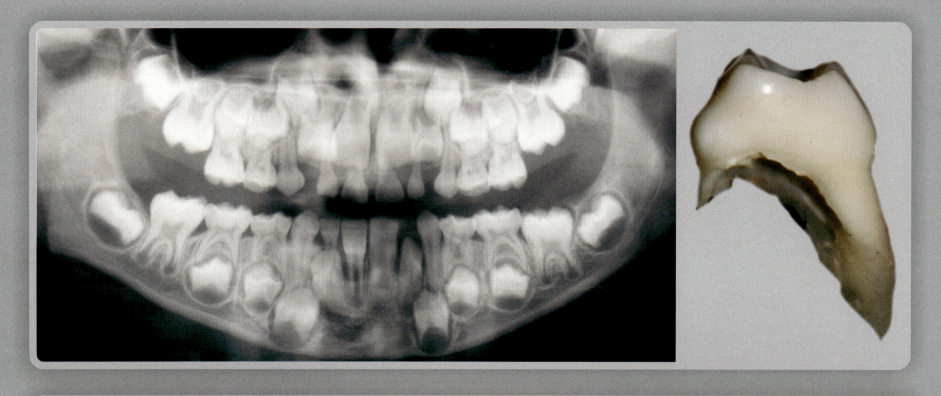
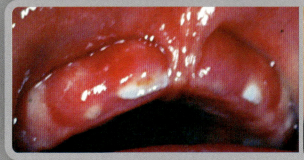
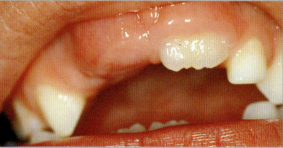
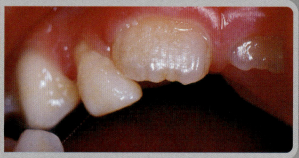

Incisivo Central Superior

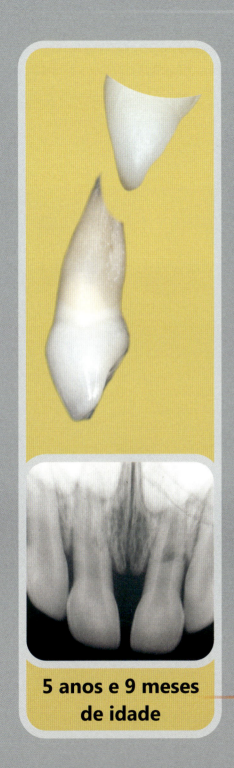

5 anos e 9 meses de idade

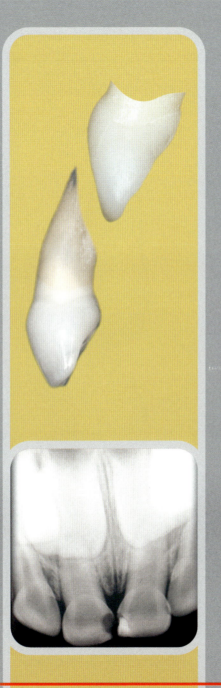

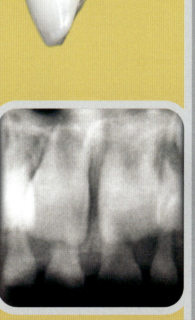

6 anos e 9 meses de idade

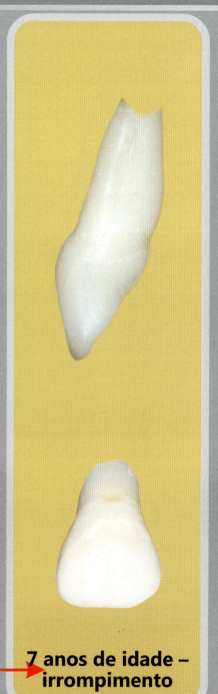

7 anos de idade – irrompimento

Incisivo Lateral Superior

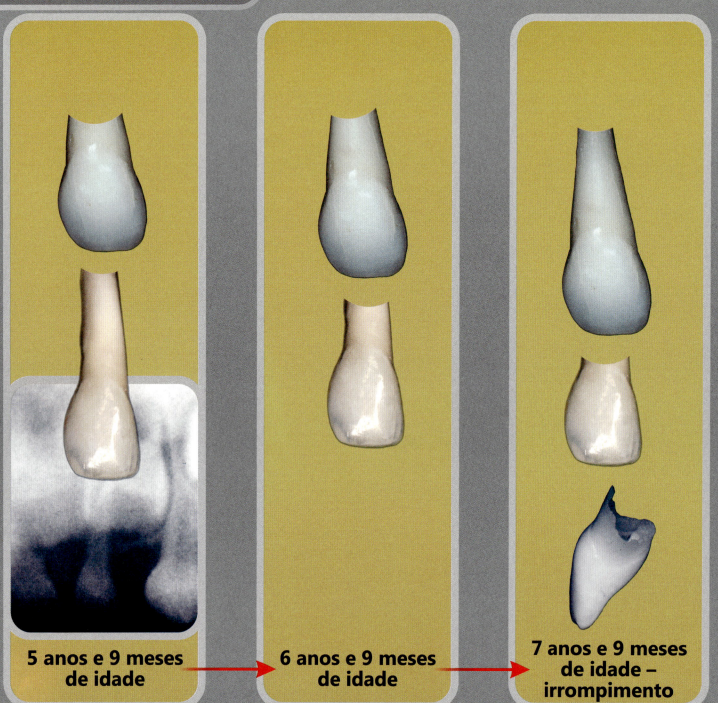
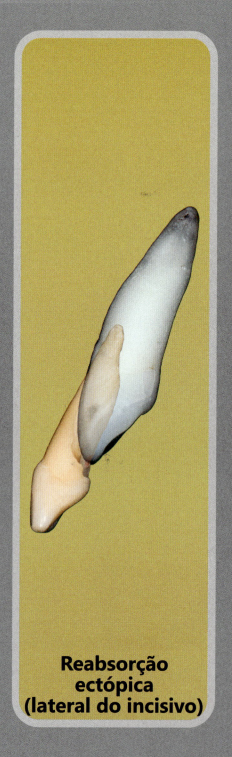

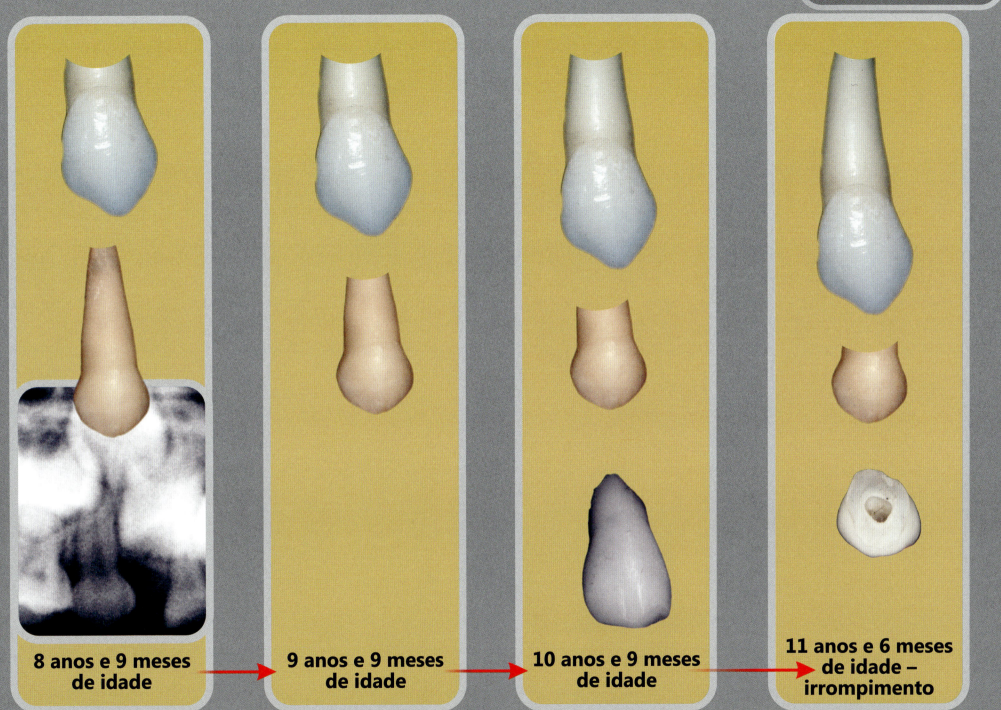

Rizólise do Primeiro Molar Superior, Erupção do Primeiro Pré-molar

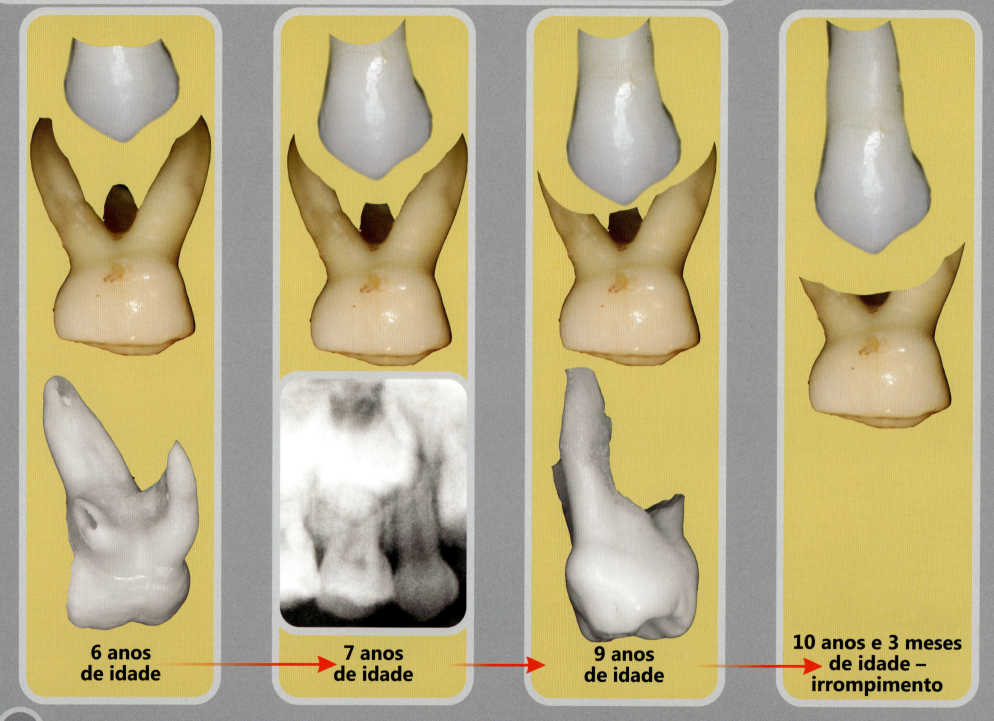

6 anos de idade

7 anos de idade

9 anos de idade

10 anos e 3 meses de idade – irrompimento

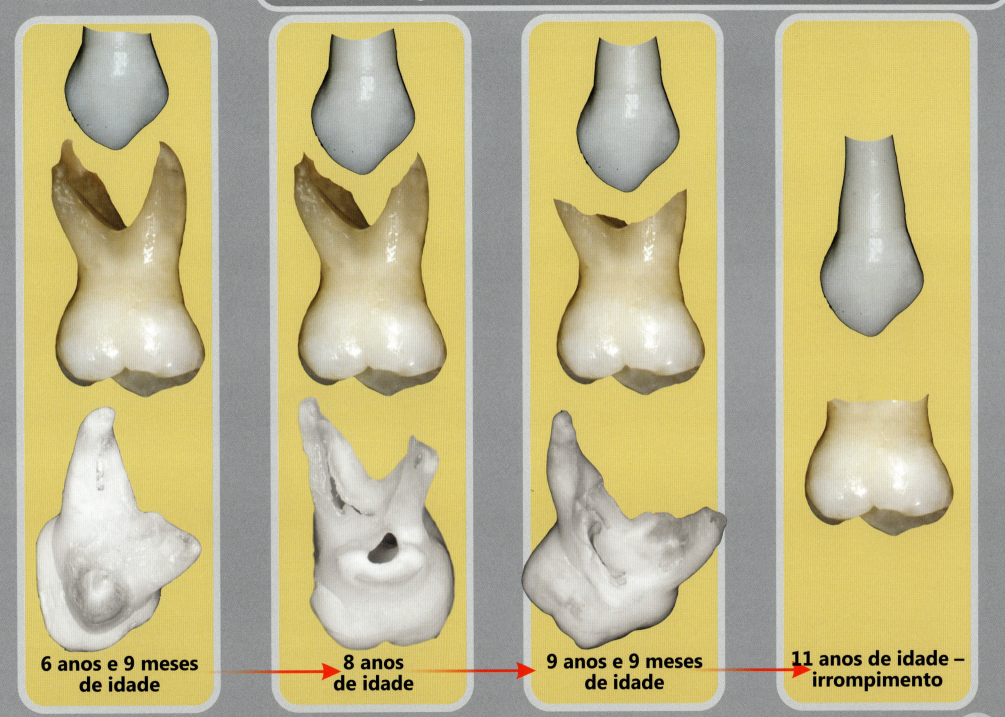

Incisivo Central Inferior

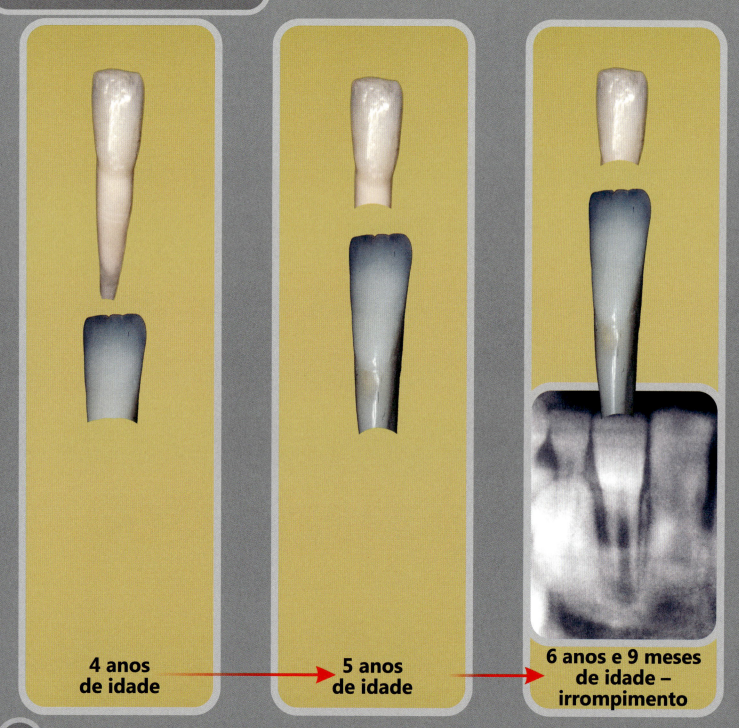
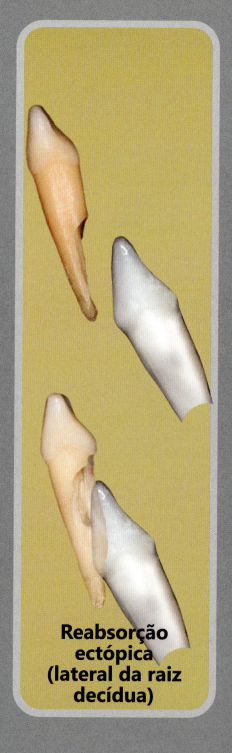

4 anos de idade

5 anos de idade

6 anos e 9 meses de idade – irrompimento

Reabsorção ectópica (lateral da raiz decídua)

Incisivo Lateral Inferior

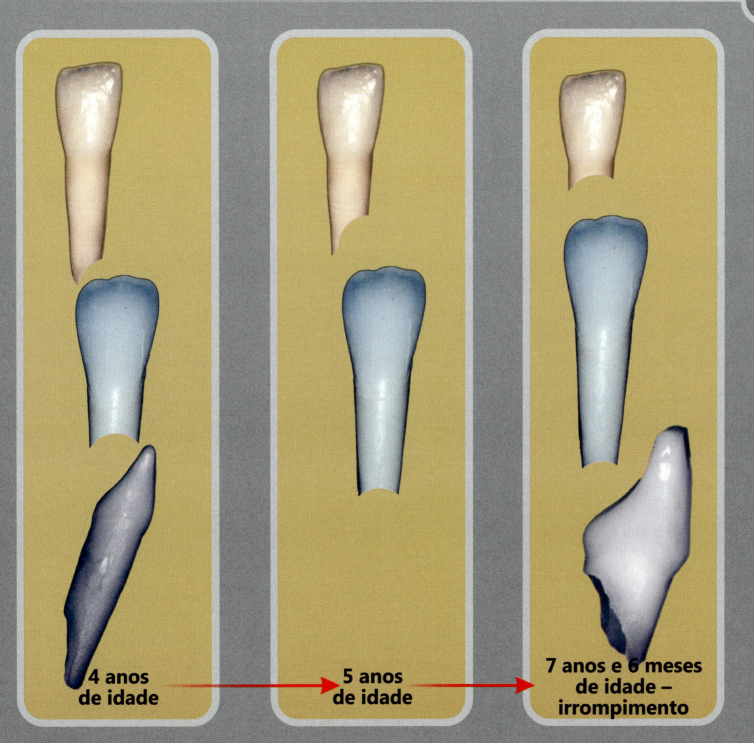
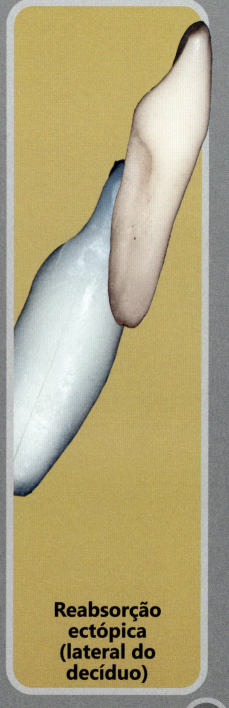

4 anos de idade → 5 anos de idade → 7 anos e 6 meses de idade – irrompimento

Reabsorção ectópica (lateral do decíduo)

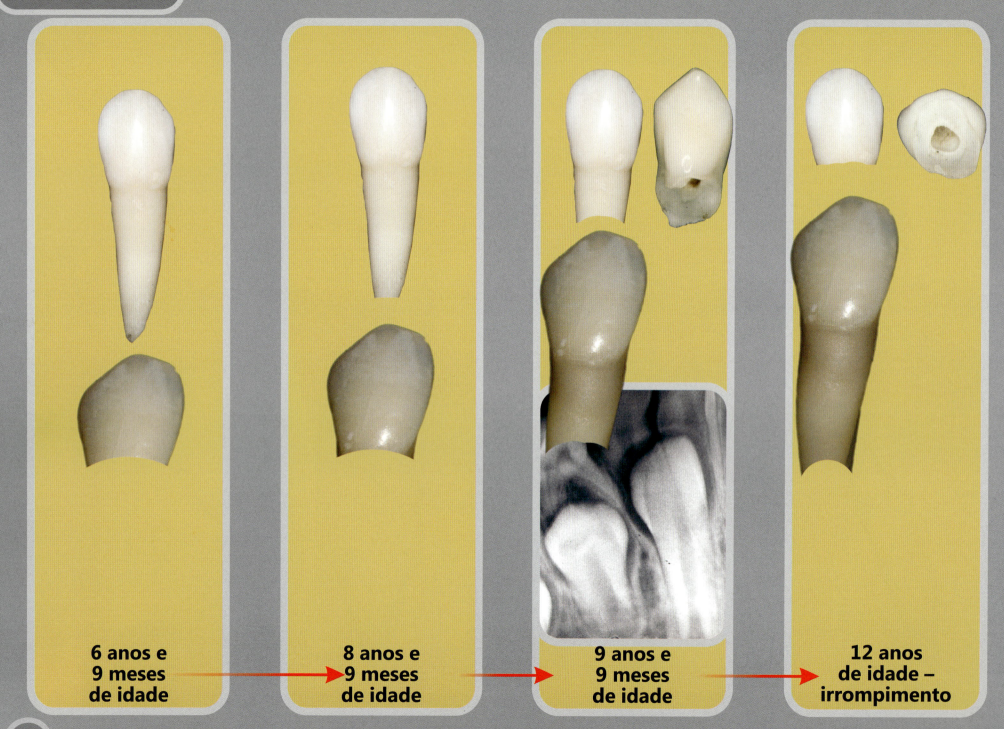

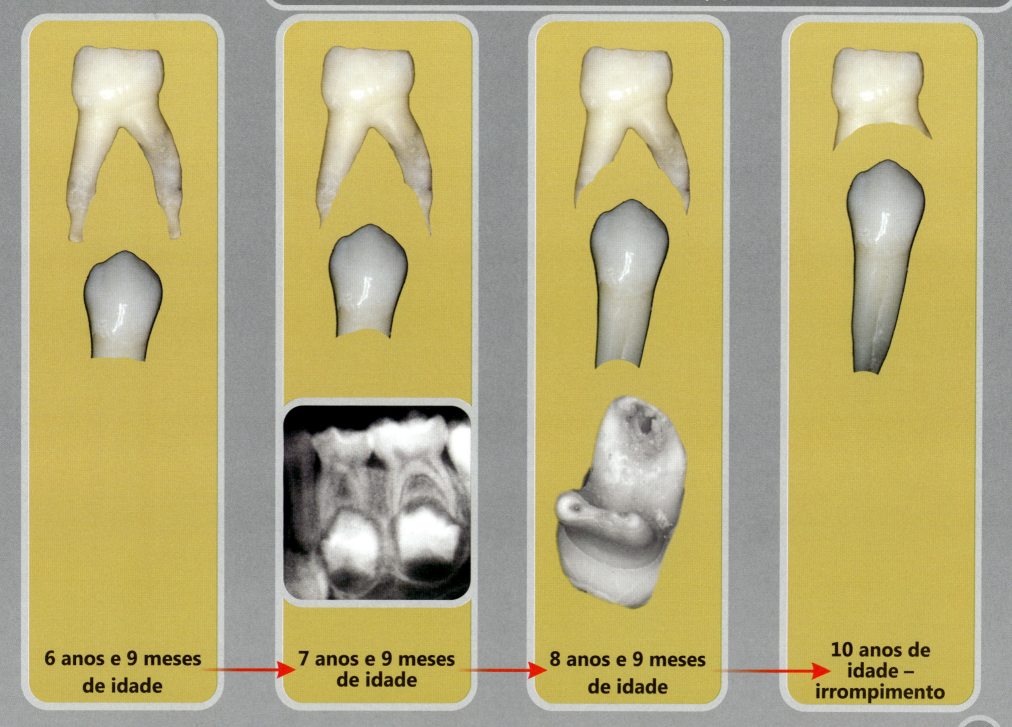

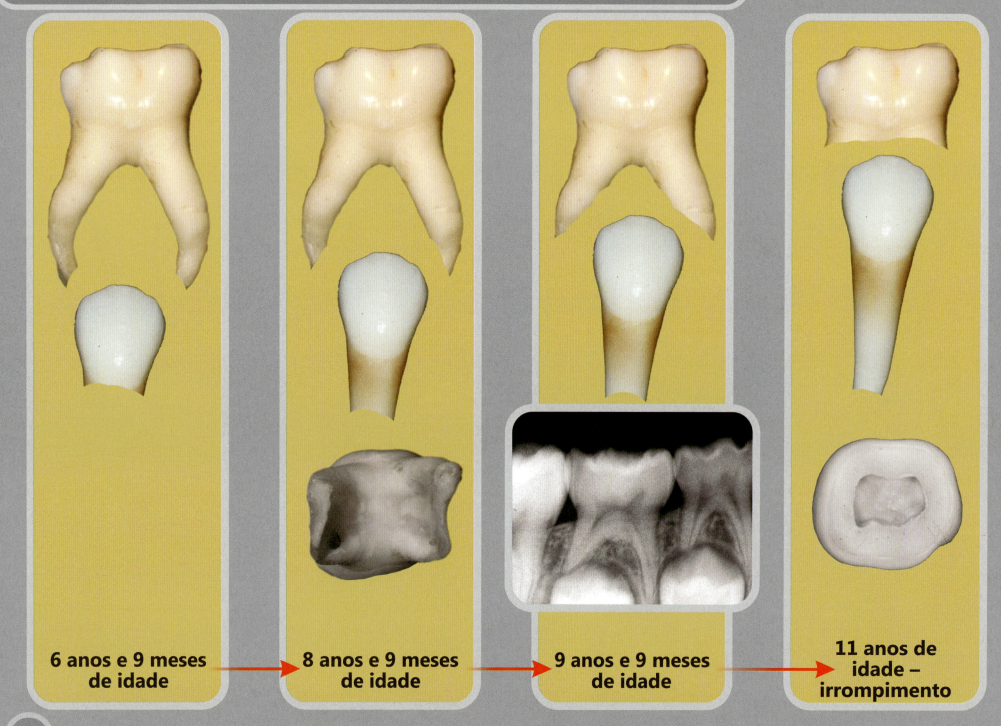

Dentes Anteriores: Padrões de Rizólise

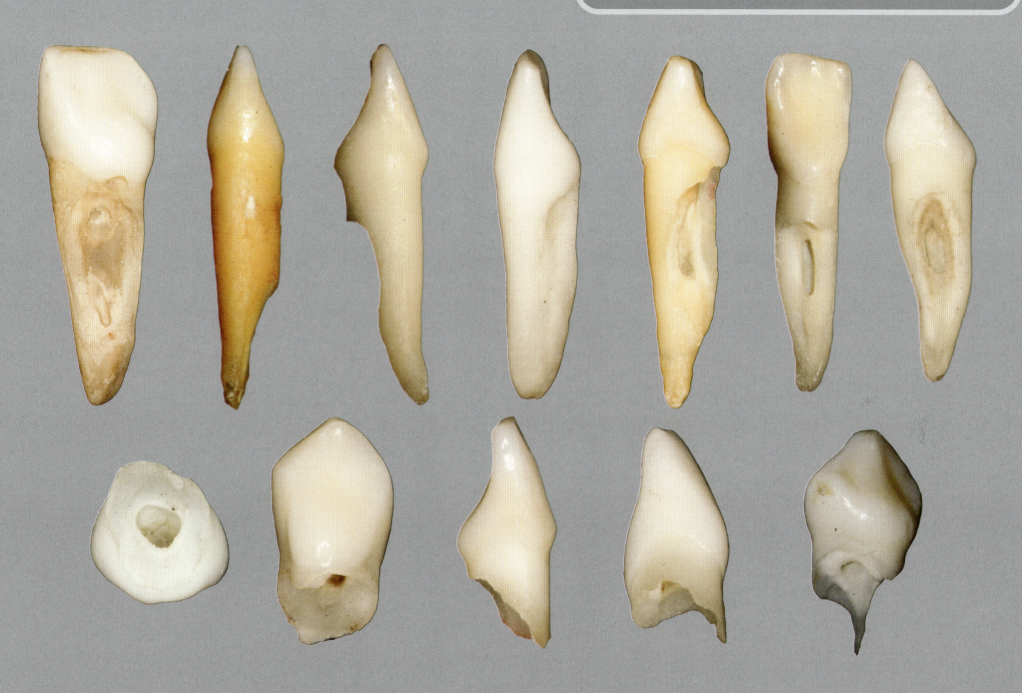

Dentes Posteriores: Padrões de Rizólise

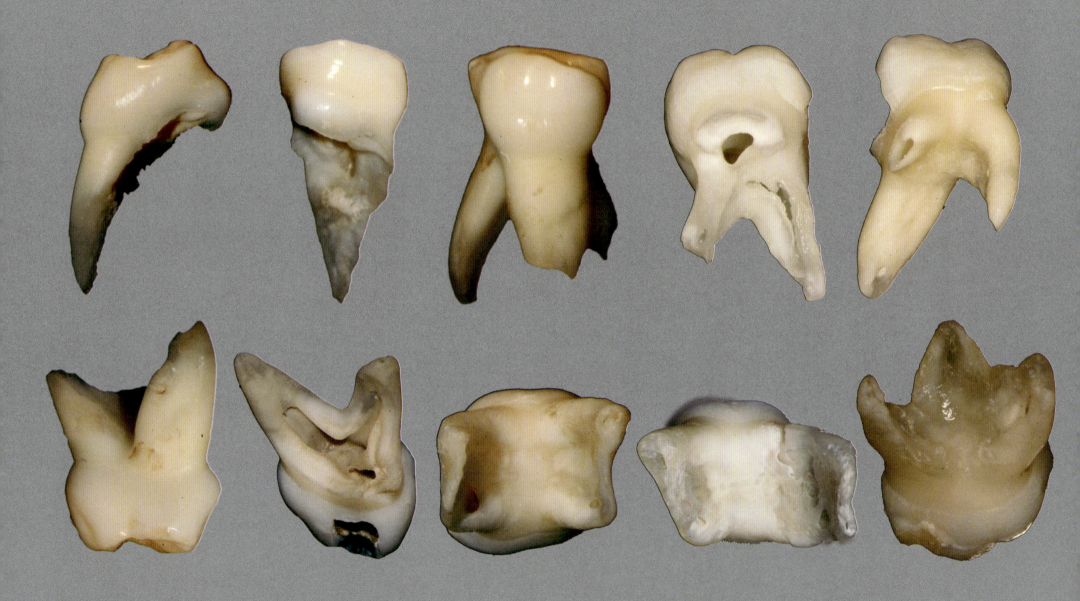

Dentes Posteriores: Padrões de Rizólise

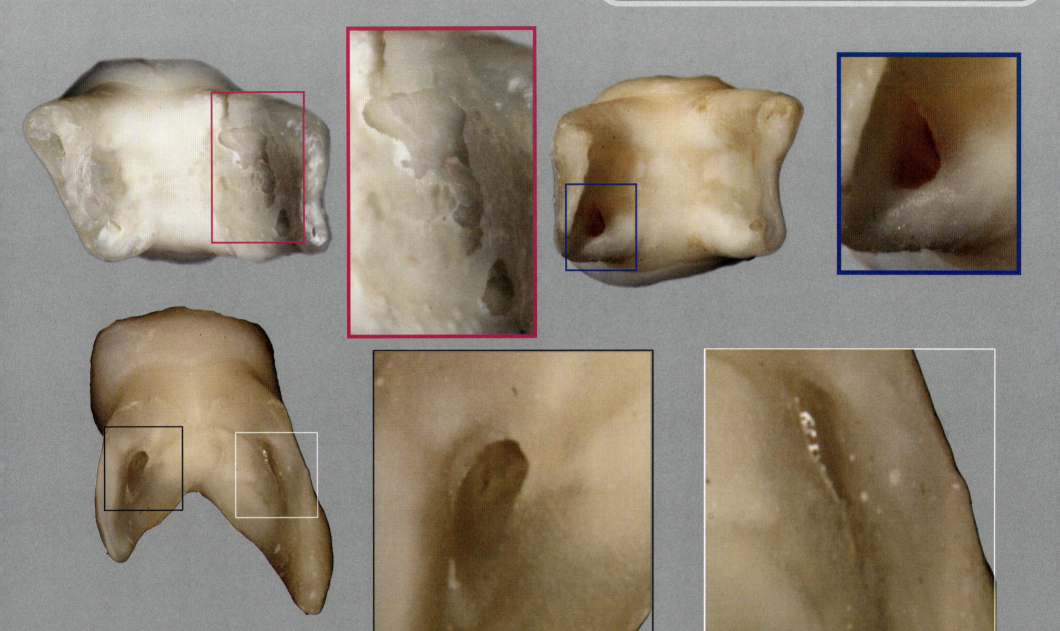

Ponte de Cemento

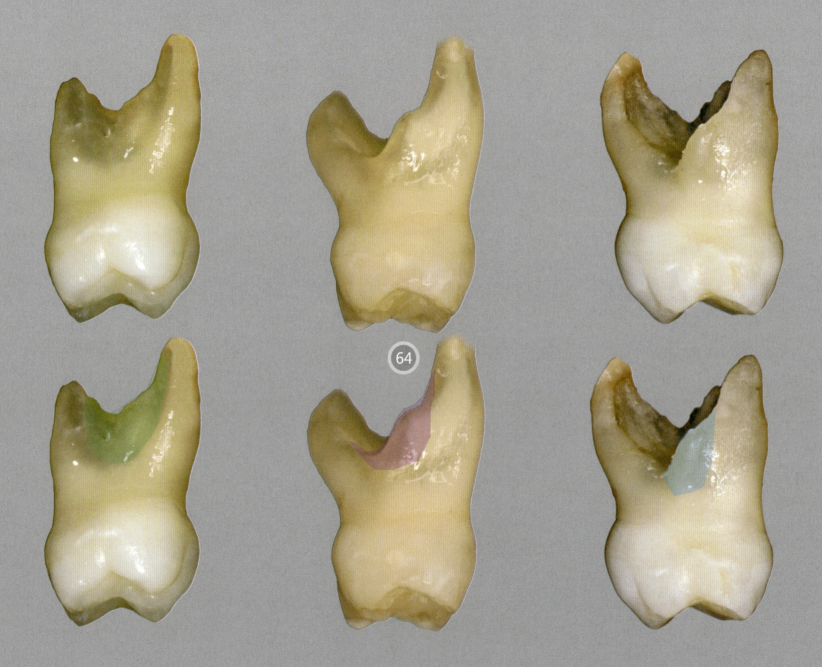

Diferenças entre as Dentições Decídua e Permanente

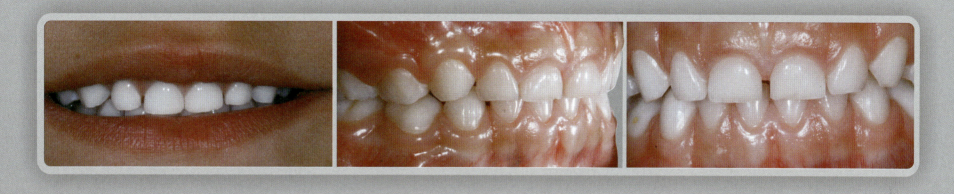

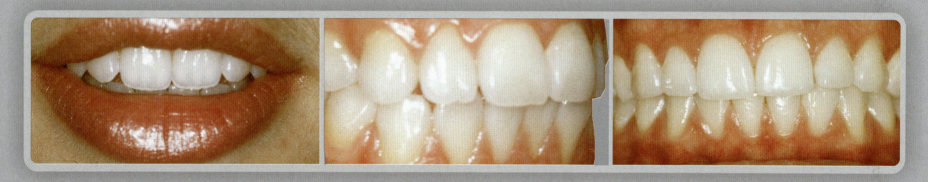

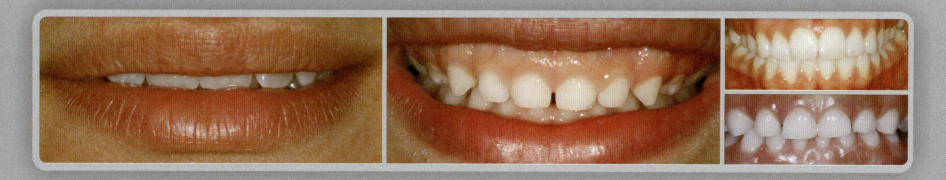

Na dentição decídua não há a curva anteroposterior (Spee) e a curva laterolateral (Wilson).

Diferenças entre as Dentições Decídua e Permanente

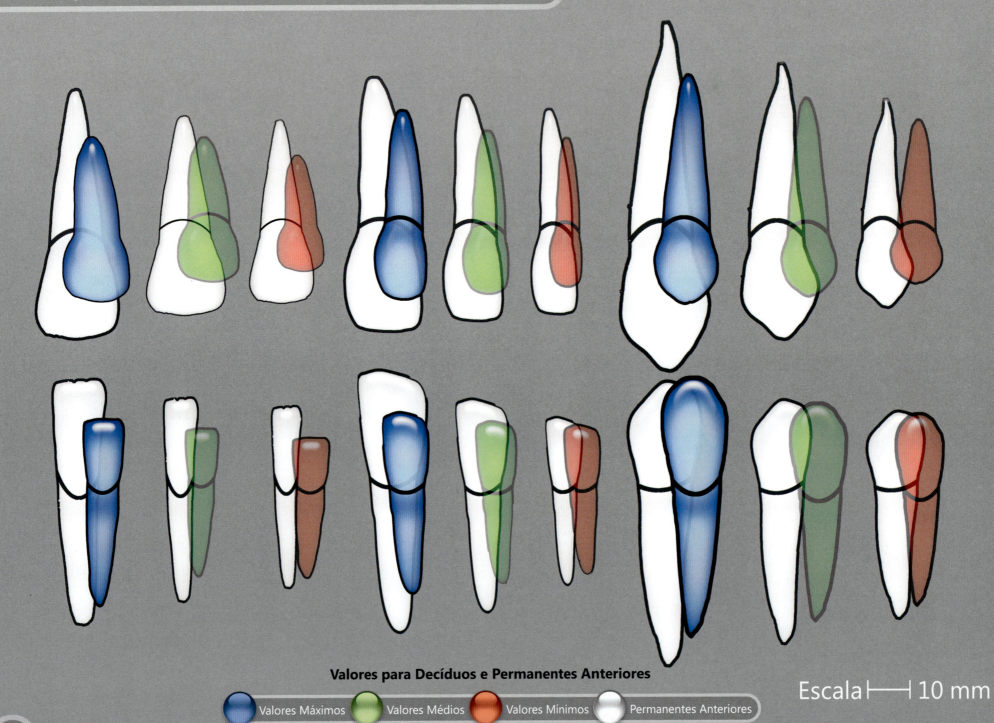

Comparação entre os Incisivos Centrais Superiores Decíduos e Permanentes

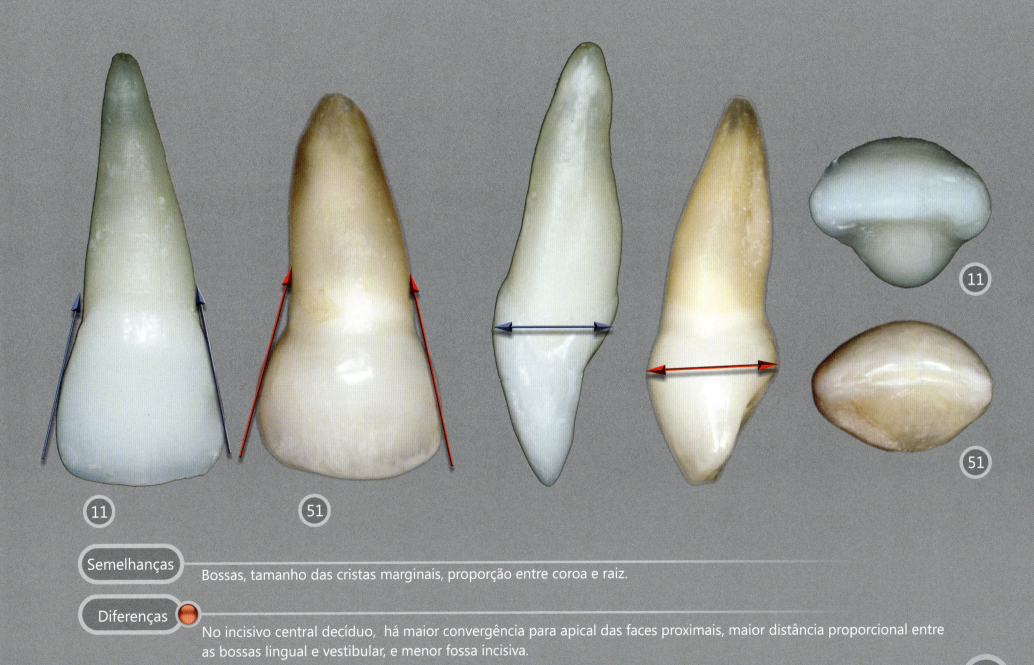

Semelhanças: Bossas, tamanho das cristas marginais, proporção entre coroa e raiz.

Diferenças: No incisivo central decíduo, há maior convergência para apical das faces proximais, maior distância proporcional entre as bossas lingual e vestibular, e menor fossa incisiva.

Caninos Decíduos e Permanentes

Formatos Diferentes de Caninos Decíduos e Comparação com Caninos Permanentes

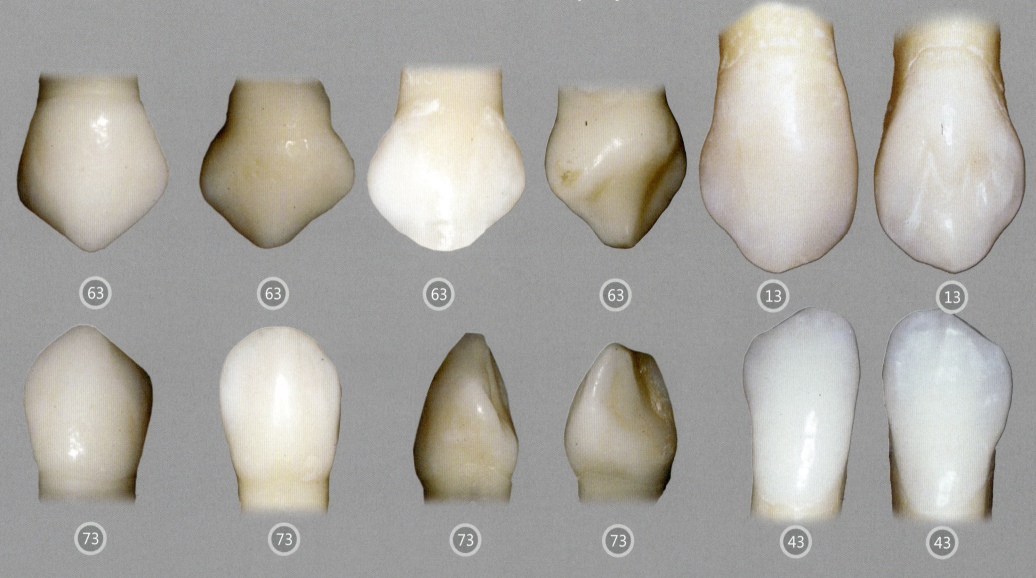

Comparação entre Caninos Superiores e Inferiores Decíduos

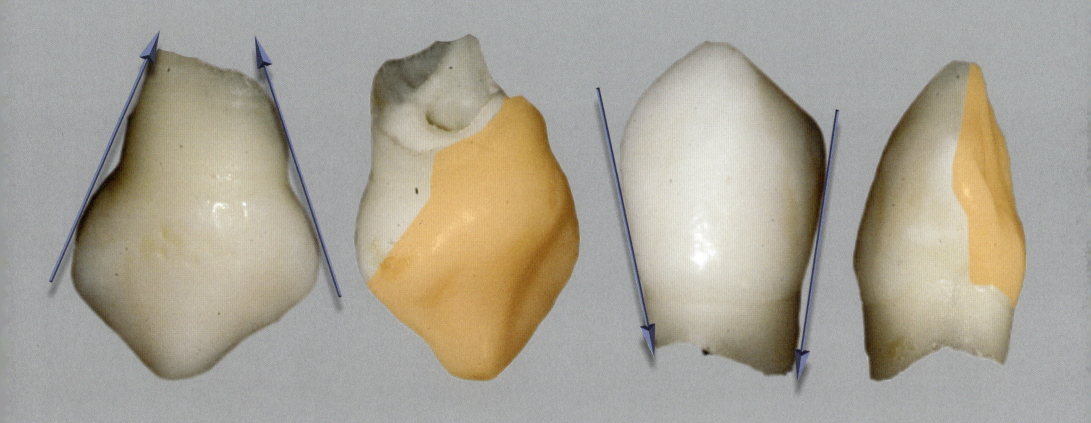

Diferenças
- Maior convergência das faces proximais nos caninos superiores.
- Detalhes da face lingual mais salientes nos caninos superiores do que nos inferiores.

Comparação entre o Primeiro Molar Superior Decíduo e o Segundo Pré-molar Superior Permanente

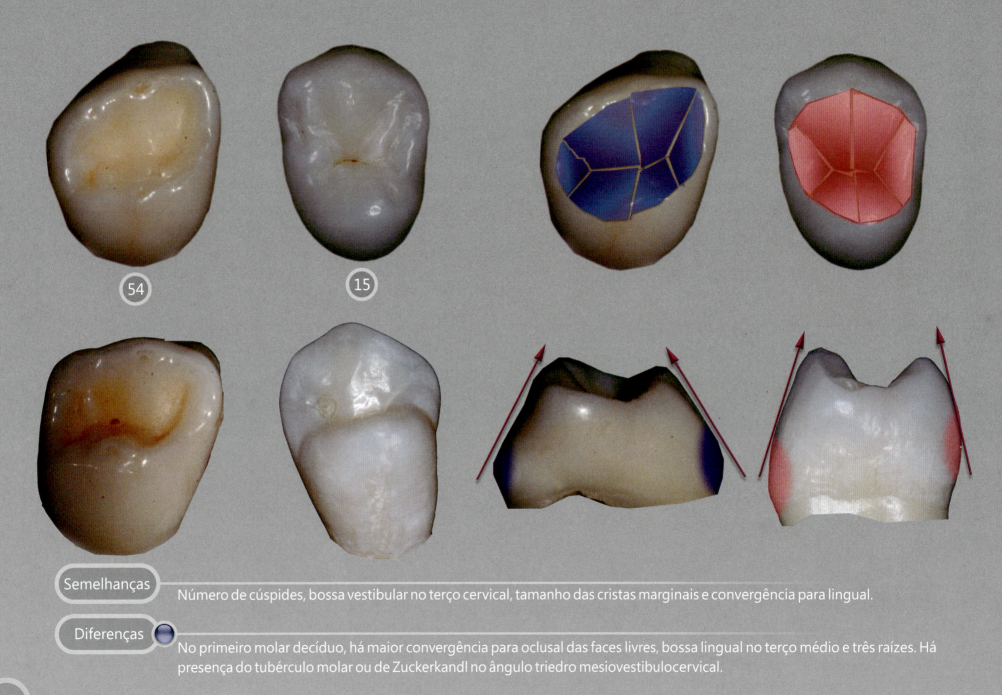

Semelhanças: Número de cúspides, bossa vestibular no terço cervical, tamanho das cristas marginais e convergência para lingual.

Diferenças: No primeiro molar decíduo, há maior convergência para oclusal das faces livres, bossa lingual no terço médio e três raízes. Há presença do tubérculo molar ou de Zuckerkandl no ângulo triedro mesiovestibulocervical.

Comparação entre o Segundo Molar Superior Decíduo e o Primeiro Molar Superior Permanente

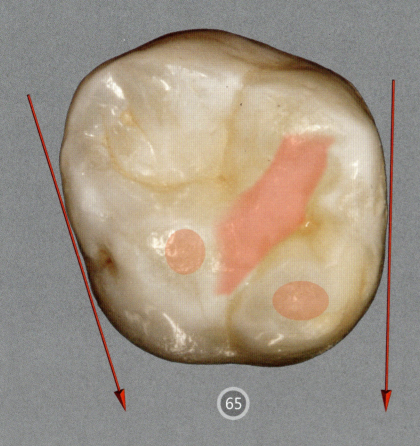
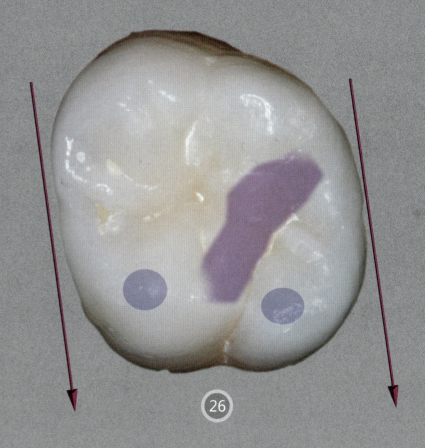

Semelhanças: Número de cúspides, bossas, tamanho das cristas marginais, presença de ponte de esmalte e presença de tubérculo na cúspide mesiolingual.

Diferenças: No primeiro molar decíduo, há convergência para lingual das faces proximais, e a ponta de cúspide mesiolingual é deslocada para vestibular. No ângulo triedro mesiovestibulocervical há presença do tubérculo de Zuckerkandl ou tubérculo molar.

Comparação entre os Incisivos Centrais Inferiores Decíduo e Permanente

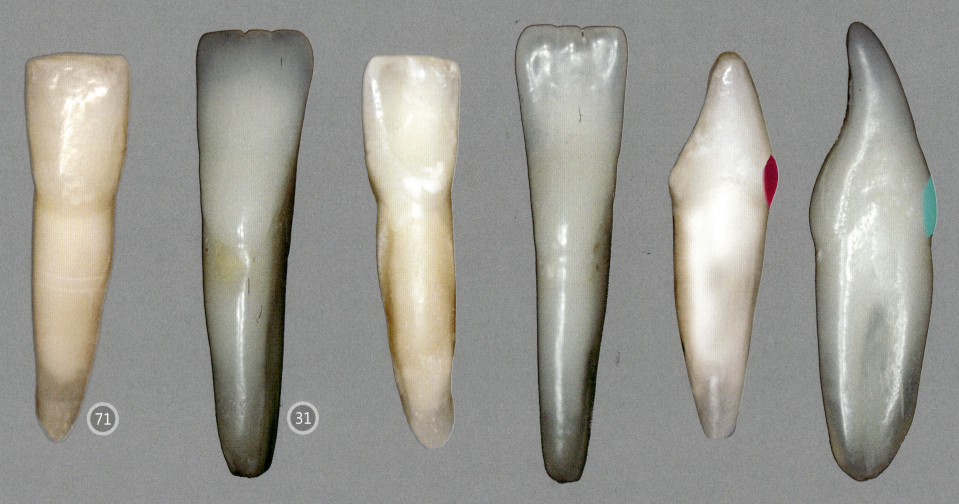

São muitas as semelhanças entre os incisivos centrais inferiores decíduos e os permanentes.
A principal diferença é o tamanho, conforme tabela abaixo. As bossas vestibulares e linguais são mais salientes nos decíduos.

Decíduos

Tamanho (mm)

	Total	Mesiodistal	Vestibulolingual
Média	14,09	4,14	3,87

Permanentes

Tamanho (mm)

	Total	Mesiodistal	Vestibulolingual
Média	21,24	5,46	5,89

Sorriso e Oclusão

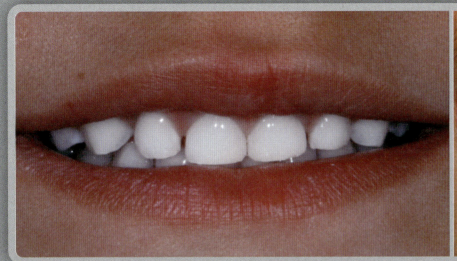
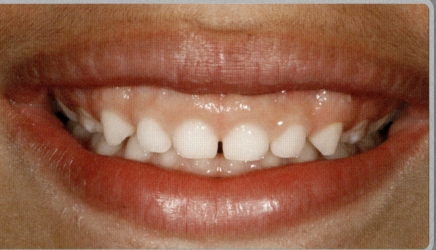
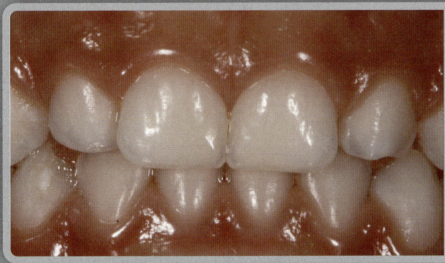
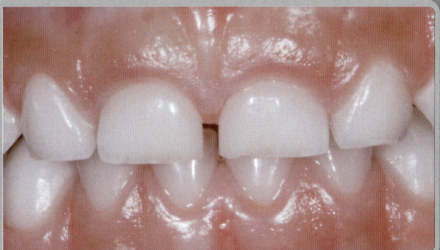

Oclusão: Espaço Primata

Espaço Primata: diastemas localizados entre incisivo lateral e canino superiores decíduos, e entre canino e primeiro molar inferiores decíduos.

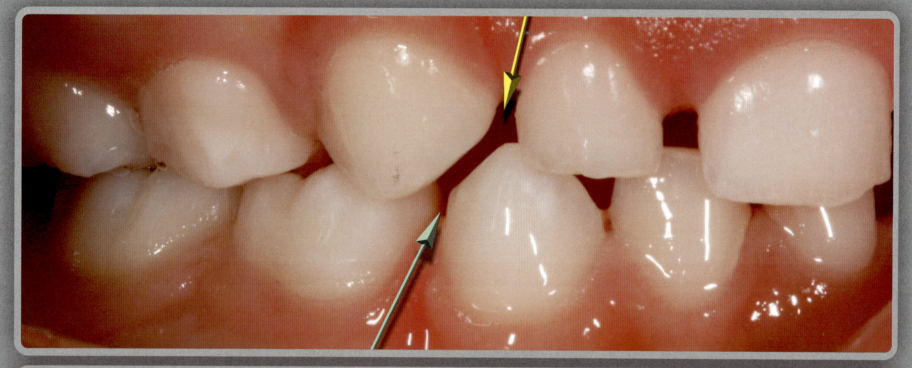

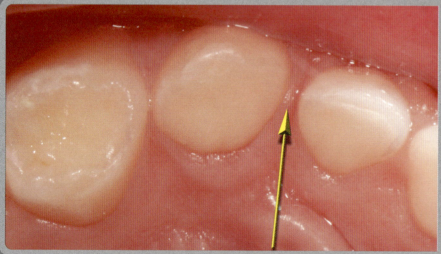
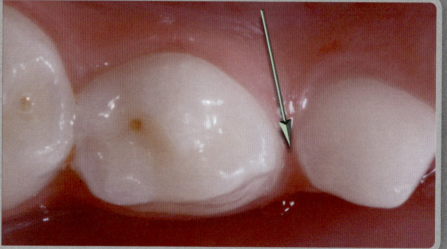

Incisivo Lateral e Canino   Canino e Primeiro Molar Decíduo

Oclusão: Relação entre os Dentes

Máxima Intercuspidação (na Oclusão em Classe I de Angle)

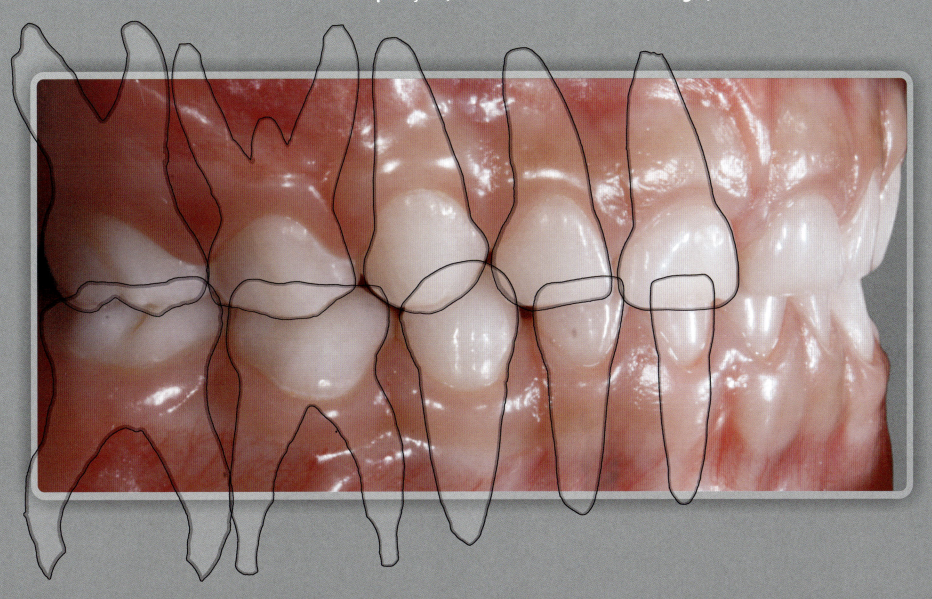

Oclusão de Angle

Chave de Oclusão de Angle: relação entre o ápice da cúspide mesiovestibular do primeiro molar superior permanente e o sulco vestibulo-oclusal mesial do primeiro molar inferior permanente. Depende da relação distal dos segundos molares decíduos e da presença ou não de espaço primata na dentição decídua.

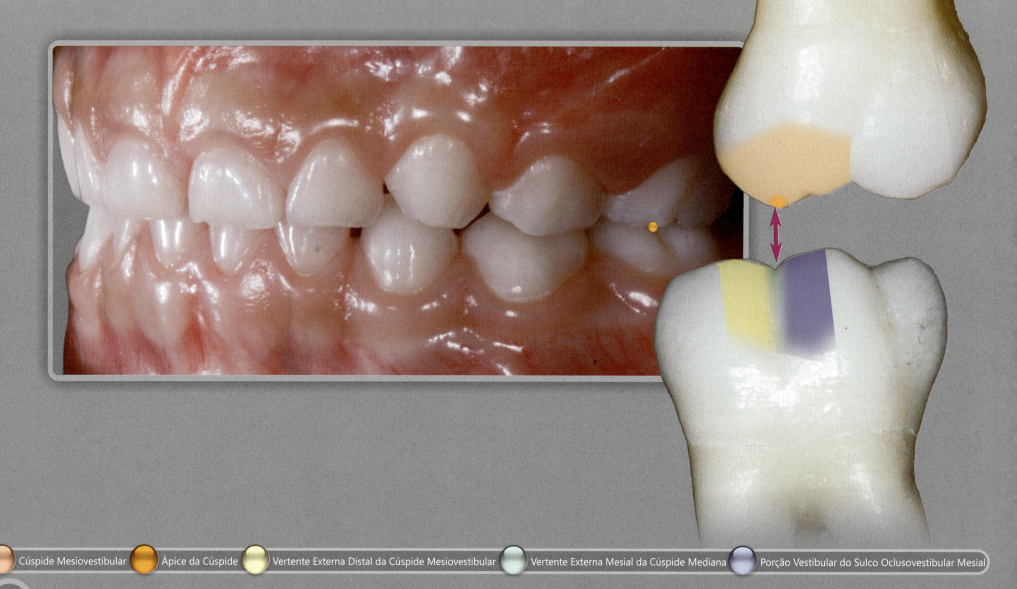

Cúspide Mesiovestibular | Ápice da Cúspide | Vertente Externa Distal da Cúspide Mesiovestibular | Vertente Externa Mesial da Cúspide Mediana | Porção Vestibular do Sulco Oclusovestibular Mesial

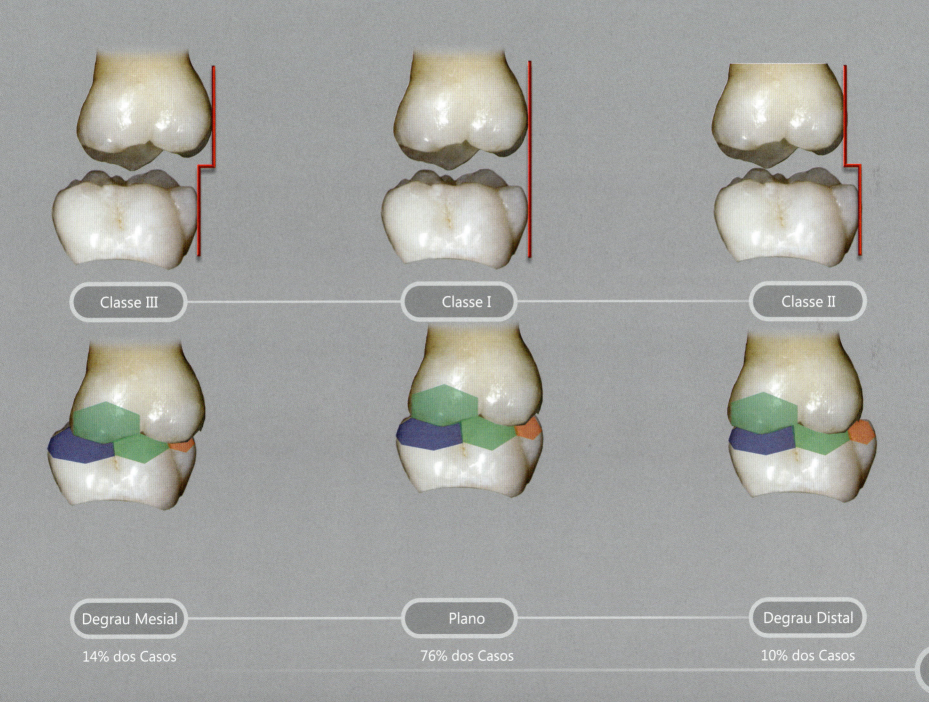

Oclusão: Curvas

Na dentição decídua, as pontas das cúspides e as bordas incisais estão próximas de um plano.

Dentição Permanente

● Curva Anteroposterior de Spee ● Curva Laterolateral de Wilson

Oclusão: Movimentos Mandibulares

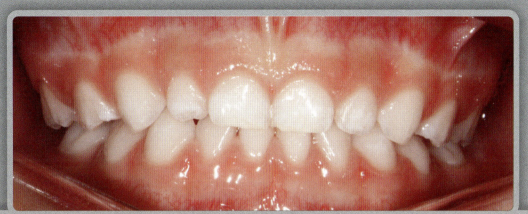

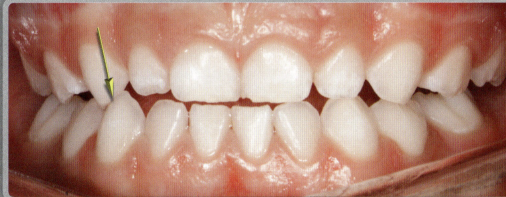
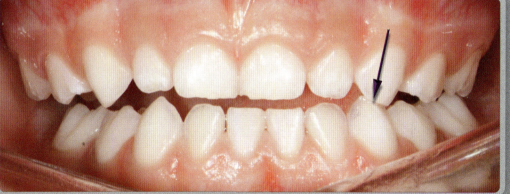

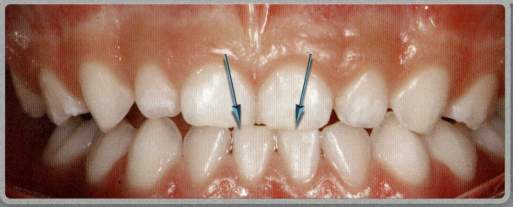

● Lado de Trabalho Esquerdo ● Lado de Balanceio Direito ● Protrusão

Contatos em Lateralidade

Oclusão balanceada: é comum na dentição decídua o desgaste severo entre os dentes, passando de guia canino, em movimento de lateralidade, para contato intenso em diversos dentes.

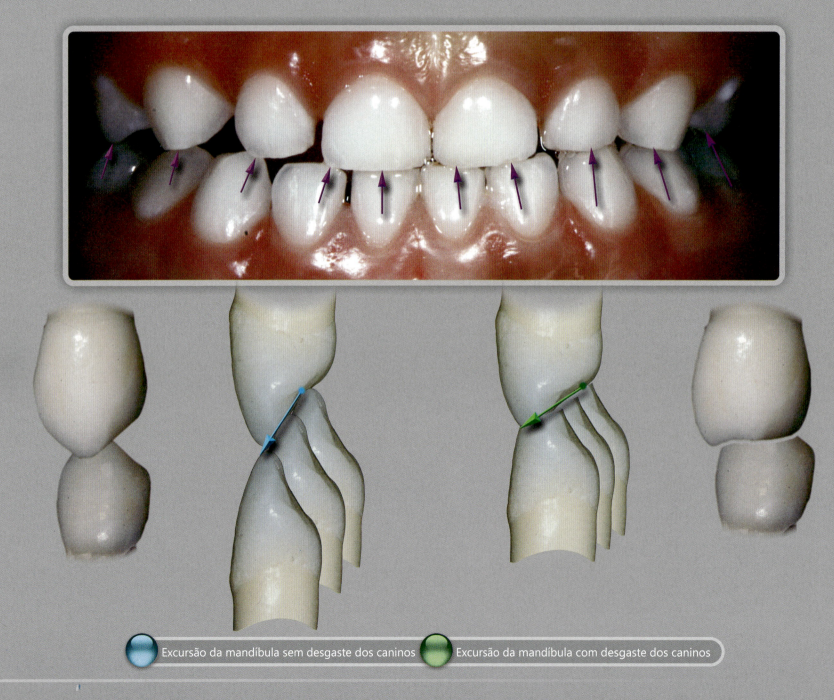

Excursão da mandíbula sem desgaste dos caninos   Excursão da mandíbula com desgaste dos caninos

Corte Transversal do Esmalte e Dentina

Microscopia

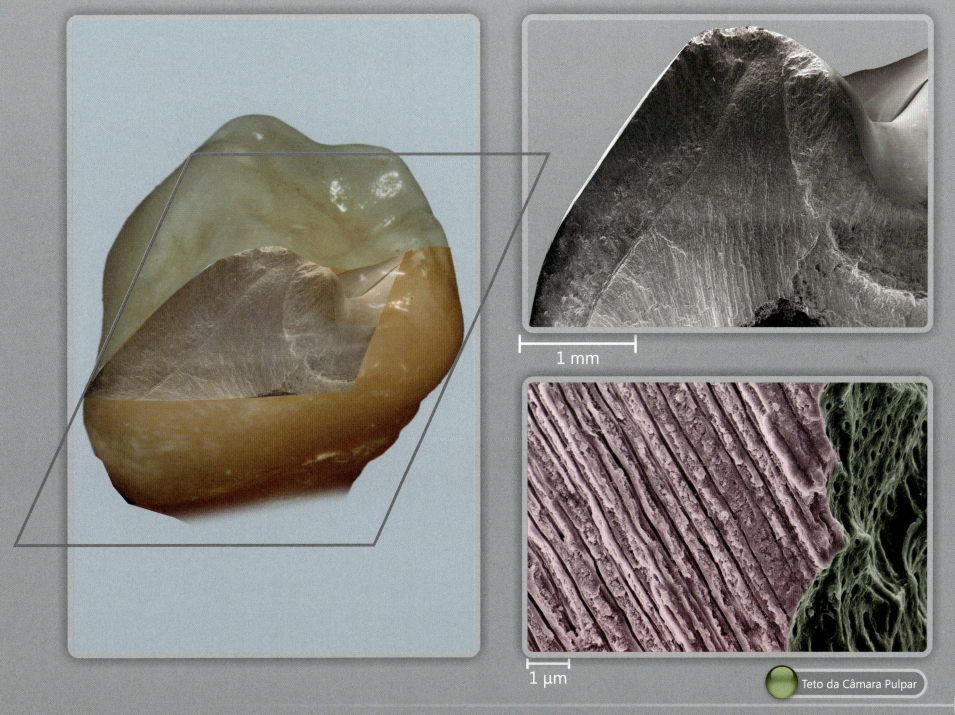

1 mm

1 μm

Teto da Câmara Pulpar

Microscopia

Padrão de Dentina

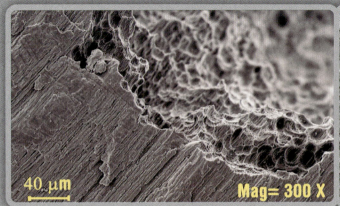
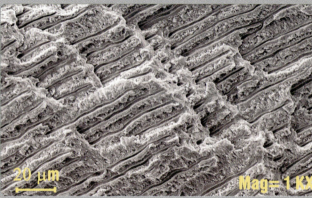
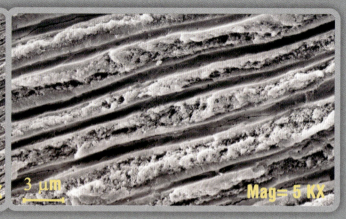

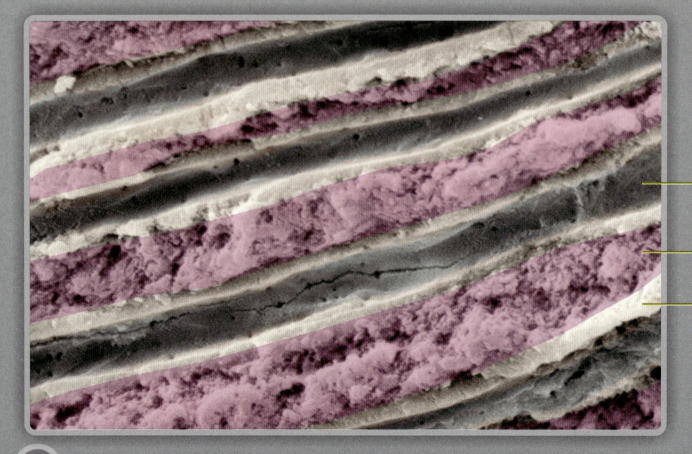

→ Túbulo Dentinário

→ Dentina Intertubular

→ Dentina Peritubular

Dentição Mista Adulta

Dentição Adulta – Presença de Decíduo

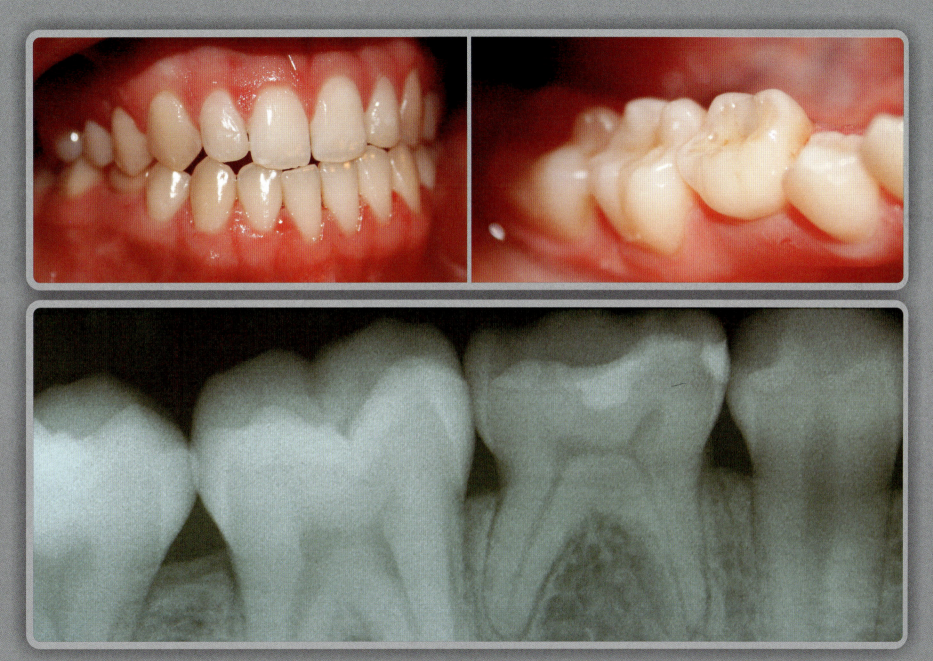

A dentição adulta pode apresentar dente decíduo por agenesia do permanente e malposição do decíduo.

Referências Bibliográficas

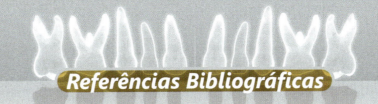

Referências Bibliográficas

1. ABREU F, SOUZA I, CHEVITARESE O. Esmalte aprismático: presença em caninos e incisivos decíduos. Rev odontopediatr., 1992;1(2):83-94.
2. CHEDID S. Morfologia radicular de dentes decíduos na fase de rizólise, implicações clínicas e terapia endodôntica. Rev odontopediatr., 1997;5(3):103-9.
3. FACAL-GARCIA M, DE N-G, SUAREZ-QUINTANILLA D. The diastemas in deciduous dentition: the relationship to the tooth size and the dental arches dimensions. J Clin Pediatr Dent. 2001 Fall;26(1):65-9.
4. FIGÚN M, GARINO R. Sistema Dental. In: Anatomia odontológica funcional e aplicada. 3ª ed. São Paulo: Médica Panamericana; 1997. p. 330-431.
5. GUEDES-PINTO A, BÖNECKER M, RODRIGUES C. Odontopediatria. São Paulo: Livraria Santos Ed. Ltda, 2009, p. 1-30.
6. GUEDES-PINTO A, ISSÁO M. Manual de Odontopediatria. 11ª ed. São Paulo: Livraria Santos Ed. Ltda, 2006, p.27-70.
7. GUEDES-PINTO AC. Parte I: Estudo das Dentições. In: Odontopediatria. 7ª ed São Paulo: Livraria Santos Ed. Ltda., 2003. p. 3-107.
8. HARRIS EF, HICKS JD, BARCROFT BD. Tissue contributions to sex and race: differences in tooth crown size of deciduous molars. Am J Phys Anthropol., 2001 Jul;115(3):223-37.
9. HEIKKINEN T, ALVESALO L, TIENARI J. Deciduous tooth crown size and asymmetry in strabismic children. Orthod Craniofac Res, 2002 Nov;5(4):195-204.
10. LAVELLE C. Tooth eruption. In: Oxford Handbook of apllied dental sciences. Oxford: Oxford University Press, 2002. p. 118-22.
11. LAVELLE CL. Correlation between deciduous tooth size. J Dent Res., 1976 Jan-Feb;55(1):165.
12. LINDSTEN R. Secular changes in tooth size and dental arch dimensions in the mixed dentition. Swed Dent J Suppl., 2003(157):1-89.
13. MENOLI A, FANCHIN P, IMPARATO J. Anatomia do primeiro molar inferior decíduos: modelo de ensino. Pesquisa Brasileira em Odontopediatria e Clínica Integrada., 2003;3(1):11-5.
14. USBERTI A, CUNHA J. Frequência de arcos tipo I e II de Baume e espaço primata RGO., 1987;35(6):474-8.
15. WELBURY R, DUGGAL M, HOSEY M. Odontopediatria. 3ª ed. Rio de Janeiro: Ed. Guanabara-Koogan S.A., 2007, p.1-14.
16. YUEN KK, SO LL, TANG EL. Mesiodistal crown diameters of the primary and permanent teeth in southern Chinese - a longitudinal study. Eur J Orthod., 1997 Dec;19(6):721-31.

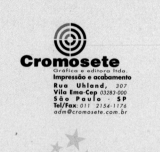

Cromosete
Gráfica e editora ltda.
Impressão e acabamento
Rua Uhland, 307
Vila Ema-Cep 03283-000
São Paulo - SP
Tel/Fax: 011 2154-1176
adm@cromosete.com.br

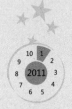